JN003111

嚥下調整食学会分類に基づく

嚥下調整食レシピ123

編集
栢下　淳
江頭文江

医歯薬出版株式会社

〈執筆者一覧〉

●編集

栢下《かやした》　淳《じゅん》　県立広島大学地域創生学部地域創生学科

江頭《えがしら》　文江《ふみえ》　地域栄養ケア PEACH 厚木

●執筆（五十音順）

江頭《えがしら》　文江《ふみえ》　編集に同じ

栢下《かやした》　淳子《あつこ》　広島修道大学健康科学部

栢下《かやした》　淳《じゅん》　編集に同じ

清水《しみず》　昭雄《あきお》　長野県立大学健康発達学部食健康学科

仙田《せんだ》　直之《なおゆき》　総合病院松江生協病院耳鼻咽喉科

中尾《なかお》　真理《まり》　東北生活文化大学家政学部家政学科

西岡《にしおか》　心大《しんた》　長崎リハビリテーション病院教育研修部・栄養管理室

藤島《ふじしま》　一郎《いちろう》　浜松市リハビリテーション病院

前田《まえだ》　圭介《けいすけ》　愛知医科大学栄養治療支援センター

渡邉《わたなべ》　啓子《けいこ》　公益社団法人日本栄養士会

●調理協力（五十音順）

在川《ざいかわ》　一平《いっぺい》　株式会社フードケア

辻《つじ》　秀治《ひではる》　京都民医連あすかい病院

宮城島《みやぎしま》　宏《ひろし》　松林ケアセンター

This book is originally published in Japanese
under the title of :

ENGE CHOUSEISYOKU GAKKAIBUNRUI-NI MOTOZUKU
ENGE CHOUSEISYOKU RESHIPI 123
(Recipe 123 : The Dysphagia Diet Based on The Japanese Society of Dysphagia Rehabilitation)

Editors :
KAYASHITA, Jun
　Professor, Health Science Studies, Faculty of Regional Development, Prefectural University of Hiroshima
EGASHIRA, Fumie
　Director, PEACH Atsugi of Community Nutrition Care Center

© 2023　1st ed.

ISHIYAKU PUBLISHERS, INC.
　7-10, Honkomagome 1 chome, Bunkyo-ku,
　Tokyo 113-8612, Japan

序

摂食嚥下機能の低下した方に提供する食事は，食形態を調整する必要があります．摂食嚥下機能の低下の度合いは対象者により異なり，軽度の機能低下であれば，普通食に近いやわらかい食事が適応し，機能低下が大きくなると，ペースト食やムース食のような食形態が適応になります．つまり，食事にはさまざまな食形態があり，対象者の機能に合わせた食形態の食事を提供する必要があります．このさまざまな食形態を系統的にまとめたのが，2000 年代初期に聖隷三方原病院の金谷節子先生が提唱された嚥下食ピラミッドです．当時は金谷節子先生主催の勉強会も開催され，多くの医療関係者が参加し学んでいました．

筆者らは，嚥下食ピラミッドのレシピを再現して物性測定を行い，2006 年には論文にまとめました．また，そのデータを用いて医歯薬出版から『嚥下食ピラミッドによる嚥下食レシピ 125』を 2007 年に発刊し，大変好評を博しました．その後，系統立った嚥下調整食の分類は，2013 年に日本摂食嚥下リハビリテーション学会が作成した嚥下調整食分類（学会分類）に引き継がれ，2021 年に一部改訂が行われました．現在，医療現場では学会分類を使用することが多くなっていることから，本書を発刊することとなりました．嚥下調整食の作成での悩みは多いと思いますが，本書がその一助になれば幸甚です．

本書作成にあたり，ご協力いただいた調理師の宮城島宏先生，在川一平先生，辻秀治先生に感謝いたします．また，出版まで多大なサポートをいただきました，医歯薬出版の斎藤絵里子さん，綾野泰子さんに感謝いたします．

2023 年 8 月吉日

栢下　淳，江頭文江

CONTENTS

嚥下調整食レシピ

コード4

装丁・本文デザイン：相羽裕太（明昌堂）

1

日本摂食嚥下リハビリテーション学会 嚥下調整食分類 2021

key point

- 日本摂食嚥下リハビリテーション学会嚥下調整食分類（学会分類）は，医療や介護施設の食形態の連携ツールとして使用されているので，理解を深めることが望まれる．
- 学会分類は，従来から存在する嚥下調整食分類との対応表を作成し利便性を図っている．
- 学会分類は，とろみの程度により３段階に分類しており，簡易測定法も記載している．

高齢者が増加する社会では，咀嚼や摂食嚥下機能が低下した高齢者も増加する．咀嚼機能が低下した場合には食形態の調整が必要であり，摂食嚥下機能が低下した場合には食形態の調整に加え，飲料にとろみをつけて対応することが多い．

わが国では，嚥下調整食の標準化に向けた取り組みが試みられてきた．1980 年代後半頃から臨床的にさまざまな対応がなされ，急性期病院の段階的な嚥下食としては，金谷らにより嚥下食ピラミッドが報告され（金谷，2006）[1)]，一部の病院ではこれを参考に食形態の調整が試みられた．一方，病院で独自に工夫した嚥下調整食を提供する事例も多く，病院間連携が困難であった．市販食品としては，食品メーカーが中心となり制定したユニバーサルデザインフード（UDF）がよく知られており，現在では 2,000 品目以上が認承を得ている．また，厚生労働省（現在の所管は消費者庁）により，市販食品における特別用途食品嚥下困難者用食品制度も策定されている．

このようにさまざまな嚥下調整食の標準化の取り組みがなされる中，急性期から慢性期の病院および在宅まで含めて，臨床での共通理解と連携などを目的に，日本摂食嚥下リハビリテーション学会では，2010 年４月に発足した調整食特別委員会にて，「日本摂食嚥下リハビリテーション学会嚥下調整食分類 2013」（学会分類 2013）[2)] を作成した．さらに，2013 年に新たな知見や会員からのパブリックコメントを反映して改訂し，「日本摂食嚥下リハビリテーション学会嚥下調整食 2021」（学会分類 2021）[3)] を作成した．学会分類 2021 では，食事の早見表および，さまざまな嚥下調整食分類との互換性を示す表も作成した（表 1）．互換表については，学会分類 2013 から一部変更した[4)]．

とろみについては３段階を定め，各対象者に適したとろみを提供する環境を整えた．また，早見表（表 2）を作成し，臨床現場でとろみの３段階を簡易的に測定する方法とし

表1　**学会分類 2021（食事）早見表**

コード【I-8項】		名称	形態	目的・特色	主食の例	必要な咀嚼能力【I−10 項】	他の分類との対応【I−7 項】
0	j	嚥下訓練食品 0j	均質で，付着性・凝集性・かたさに配慮したゼリー 離水が少なく，スライス状にすくうことが可能なもの	重度の症例に対する評価・訓練用 少量をすくってそのまま丸呑み可能 残留した場合にも吸引が容易 たんぱく質含有量が少ない		（若干の送り込み能力）	嚥下食ピラミッド L0 えん下困難者用食品許可基準 I
0	t	嚥下訓練食品 0t	均質で，付着性・凝集性・かたさに配慮したとろみ水 （原則的には，中間のとろみあるいは濃いとろみ* のどちらかが適している）	重度の症例に対する評価・訓練用少量ずつ飲むことを想定 ゼリー丸呑みで誤嚥したりゼリーが口中で溶けてしまう場合 たんぱく質含有量が少ない		（若干の送り込み能力）	嚥下食ピラミッド L3 の一部 （とろみ水）
1	j	嚥下調整食 1j	均質で，付着性，凝集性，かたさ，離水に配慮したゼリー・プリン・ムース状のもの	口腔外で既に適切な食塊状となっている （少量をすくってそのまま丸呑み可能） 送り込む際に多少意識して口蓋に舌を押しつける必要がある 0j に比し表面のざらつきあり	おもゆゼリー，ミキサー粥のゼリーなど	（若干の食塊保持と送り込み能力）	嚥下食ピラミッド L1・L2 えん下困難者用食品許可基準 II UDF 区分 かまなくてもよい（ゼリー状） （UDF：ユニバーサルデザインフード）
2	1	嚥下調整食 2−1	ピューレ・ペースト・ミキサー食など，均質でなめらかで，べたつかず，まとまりやすいもの スプーンですくって食べることが可能なもの	口腔内の簡単な操作で食塊状となるもの （咽頭では残留，誤嚥をしにくいように配慮したもの）	粒がなく，付着性の低いペースト状のおもゆや粥	（下顎と舌の運動による食塊形成能力および食塊保持能力）	嚥下食ピラミッド L3 えん下困難者用食品許可基準 III UDF 区分 かまなくてもよい
2	2	嚥下調整食 2−2	ピューレ・ペースト・ミキサー食などで，べたつかず，まとまりやすいもので不均質なものも含む スプーンですくって食べることが可能なもの		やや不均質（粒がある）でもやわらかく，離水もなく付着性も低い粥類	（下顎と舌の運動による食塊形成能力および食塊保持能力）	嚥下食ピラミッド L3 えん下困難者用食品許可基準 III UDF 区分 かまなくてもよい
3		嚥下調整食 3	形はあるが，押しつぶしが容易，食塊形成や移送が容易，咽頭でばらけず嚥下しやすいように配慮されたもの　多量の離水がない	舌と口蓋間で押しつぶしが可能なもの押しつぶしや送り込みの口腔操作を要し（あるいはそれらの機能を賦活し），かつ誤嚥のリスク軽減に配慮がなされているもの	離水に配慮した粥など	舌と口蓋間の押しつぶし能力以上	嚥下食ピラミッド L4 UDF 区分 舌でつぶせる
4		嚥下調整食 4	かたさ・ばらけやすさ・貼りつきやすさなどのないもの 箸やスプーンで切れるやわらかさ	誤嚥と窒息のリスクを配慮して素材と調理方法を選んだもの 歯がなくても対応可能だが，上下の歯槽提間で押しつぶすあるいはすりつぶすことが必要で舌と口蓋間で押しつぶすことは困難	軟飯・全粥など	上下の歯槽提間の押しつぶし能力以上	嚥下食ピラミッド L4 UDF 区分 舌でつぶせる　および UDF 区分 歯ぐきでつぶせる　および UDF 区分 容易にかめるの一部

学会分類 2021 は，概説・総論，学会分類 2021（食事），学会分類 2021（とろみ）から成り，それぞれの分類には早見表を作成した．
本表は学会分類 2021（食事）の早見表である．本表を使用するにあたっては必ず「嚥下調整食学会分類 2021」の本文を熟読されたい．
なお，本表中の【　】表示は，本文中の該当箇所を指す．
*上記 0t の「中間のとろみ・濃いとろみ」については，学会分類 2021（とろみ）を参照されたい．
本表に該当する食事において，汁物を含む水分には原則とろみを付ける．【I−9 項】
ただし，個別に水分の嚥下評価を行ってとろみ付けが不要と判断された場合には，その原則は解除できる．
他の分類との対応については，学会分類 2021 との整合性や相互の対応が完全に一致するわけではない．【I−7 項】

（日本摂食嚥下リハビリテーション学会，2021[3] より）

表 2　**学会分類 2021（とろみ）早見表**

	段階 1 薄いとろみ【Ⅲ-3 項】	段階 2 中間のとろみ【Ⅲ-2 項】	段階 3 濃いとろみ【Ⅲ-4 項】
英語表記	Mildly thick	Moderately thick	Extremely thick
性状の説明 （飲んだとき）	「drink」するという表現が適切なとろみの程度 口に入れると口腔内に広がる液体の種類･味や温度によっては，とろみが付いていることがあまり気にならない場合もある 飲み込む際に大きな力を要しない ストローで容易に吸うことができる	明らかにとろみがあることを感じ，かつ「drink」するという表現が適切なとろみの程度 口腔内での動態はゆっくりですぐには広がらない 舌の上でまとめやすい ストローで吸うのは抵抗がある	明らかにとろみが付いていて，まとまりがよい 送り込むのに力が必要 スプーンで「eat」するという表現が適切なとろみの程度 ストローで吸うことは困難
性状の説明 （見たとき）	スプーンを傾けるとすっと流れ落ちる フォークの歯の間から素早く流れ落ちる カップを傾け，流れ出た後には，うっすらと跡が残る程度の付着	スプーンを傾けるととろとろと流れる フォークの歯の間からゆっくりと流れ落ちる カップを傾け，流れ出た後には，全体にコーテイングしたように付着	スプーンを傾けても，形状がある程度保たれ，流れにくい フォークの歯の間から流れ出ない カップを傾けても流れ出ない（ゆっくりと塊となって落ちる）
粘度（mPa・s） 【Ⅲ-5 項】	50-150	150-300	300-500
LST 値（mm） 【Ⅲ-6 項】	36-43	32-36	30-32
シリンジ法による 残留量（mL） 【Ⅲ-7 項】	2.2-7.0	7.0-9.5	9.5-10.0

学会分類 2021 は，概説・総論，学会分類 2021（食事），学会分類 2021（とろみ）から成り，それぞれの分類には早見表を作成した．本表は学会分類 2021（とろみ）の早見表である．本表を使用するにあたっては必ず「嚥下調整食学会分類 2021」の本文を熟読されたい．なお，本表中の【　】表示は，本文中の該当箇所を指す．
粘度：コーンプレート型回転粘度計を用い，測定温度 20 ℃，ずり速度 50 s^{-1} における 1 分後の粘度測定結果【Ⅲ-5 項】．
LST 値：ラインスプレッドテスト用プラスチック測定板を用いて内径 30 mm の金属製リングに試料を 20 mL 注入し，30 秒後にリングを持ち上げ，30 秒後に試料の広がり距離を 6 点測定し，その平均値を LST 値とする【Ⅲ-6 項】．
注 1．LST 値と粘度は完全には相関しない．そのため，特に境界値付近においては注意が必要である．
注 2．ニュートン流体では LST 値が高く出る傾向があるため注意が必要である．
注 3．10 mL のシリンジ筒を用い，粘度測定したい液体を 10 mL まで入れ，10 秒間自然落下させた後のシリンジ内の残留量である．
（日本摂食嚥下リハビリテーション学会，2021[3] より）

て，ラインスプレッドテスト法（LST）に加え，10 mL シリンジを用いて 10 秒間自然落下させた後の残量を測定する簡易方法を追加した[5]．

学会分類 2021 の対象は，成人の中途障害による摂食嚥下障害症例である．主な例外は，器質的な狭窄による摂食嚥下障害症例であり，また，小児の摂食嚥下障害における発達過程を考慮した嚥下調整食は別に定めている[6]．

嚥下調整食は，柔らかく仕上げるため水分を多く含む．そのため，単位重量当たりの栄養密度は低い．つまり，嚥下調整食の対象者は，低栄養のリスクを有することになり，栄養補助食品などを用いた栄養管理もあわせて行う必要があることが多い．また，とろみをつけることで水分をまとめやすくし，咽頭通過速度を低下させるが，飲水量は減るため脱水のリスクが生じる．とろみの程度が強い飲料を提供する場合には特に注意が必要である．対象者に適したとろみに調整し提供する必要がある．

以下，学会分類 2021 の本文[3] から，総論を抜粋したものを転載する（以下，転載部分にグレーの網かけ）が，本文全体は，日本摂食嚥下リハビリテーション学会のHPよりダウンロードできるので，一読されることを勧める．

① 概説・総論

1）物性測定値の非表示と形態の日本語表記

学会分類2021（食事）は，段階の分類に物性測定値を表記しなかった．その理由（中略）は，国内における多くの施設で利用可能な分類となることをめざしているが，物性に関する測定を行える機関は多くないこと，また不均質な食品の物性測定方法はいまだ確立されていないためである．

学会分類（食事）では，対応する既存の段階的分類を明示しており，それらの中には物性測定値で基準を示しているものもあるため，物性測定値についてそれらを参考とすることができる．

2）段階数

学会分類2021（食事）は，コード0～4までの5段階構造で，コード0はゼリーととろみの2種類が，コード2は均質な2-1と不均質な2-2の2種類があるため，計7種類となっている．学会分類2021（とろみ）は，3段階である．

3）既存の分類との対照

学会分類2021（食事）は，既存のさまざまな嚥下調整食の分類との対応も示した．これらの既存の分類は，脳血管疾患回復期を主な対象とした経験や，高齢者施設での経験から考案されたりするなど，開発の経緯が異なり，必ずしも学会分類との整合性や相互の対応が完全に一致するわけではない．しかしながら，対応する主な段階を示すことにより，互換性が了解され，本分類への理解が深まることを期待している．

4）コード番号と名称，選択方法

学会分類2021（食事）は，コード番号をもって段階名となっている．その理由は，ピューレやペースト等の食形態の名称について，個人や経歴によって想起する食形が異なり，共通認識が得られにくい（中略）ためである．

学会分類2021（食事）の段階は，コード0j，コード0t，コード1j，コード2-1，コード2-2，コード3，コード4よりなる．（中略）

コード番号は必ずしも，すべての症例で難易度と一致するものではない．コードの数字の大小を参考に，個々の症例でその時点でのもっとも適切な食形態を検討されたい．補足として，「あるコードとして提供されている食事を十分に摂取できた場合に次の段階に上がる」という段階的な食上げは基本的な手法であり，多くの症例（特に脳卒中の急性期から回復期）であてはまるが，症例によっては適していないことがある．すなわち，低いコード番号の食事が食刺激として不十分や不適切で，食意欲を起こさない場合などである．また，誤嚥のリスクや，たくさん食べられない状況が，食上げしても変化しないのであれば，食上げしたほうが，リスクは同じでQOLは高くなる可能性がある．また，段階的な食上げの場合でも，どこからスタートするかは個々に評価するべきであり，全例，0 や 1 からはじめる必要はない．

施設や家庭で提供する嚥下調整食が，常に 1 食すべて 1 つのコードの食品に統一されている必要はない．嚥下機能の改善途上であれば，交互嚥下や負荷の軽減のために，「容易に摂取できる」0t や 0j，1j の食品があったほうがよい場合もある．

2 各コードの食形態の特徴

1）コード 0j（嚥下訓練食品 0j）

コード 0j は嚥下訓練食品の位置付けである．均質で，付着性が低く，凝集性が高く，硬さがやわらかく，離水が少ないゼリー．スライス状にすくうことが容易で，スプーンですくった時点で適切な食塊状となっているもの．量や形に配慮し，たとえば薄く平たいスプーンで，ゼリーを長さ 2 cm ×幅 2 cm ×厚さ 5 mm 程度（2～3 g 程度）のスライス状食塊に切り出して，そのまま口の中に運び，押しつぶしや咀嚼に関連する運動は行わず嚥下すること（丸呑みできること）を目的とする．残留した場合にも吸引が容易である物性（やわらかさ）であることが条件である．誤嚥した際の組織反応や感染を考慮して，たんぱく質含有量が少ないものであることが望ましい．物性に配慮したお茶ゼリーや果汁ゼリー，市販されている嚥下訓練用のゼリーがこれに該当する．

2）コード 0t（嚥下訓練食品 0t）

嚥下訓練食品の位置付けである．均質で，付着性が低く，粘度が適切で，凝集性が高いとろみの形態．コード 0j と並び，最重度の嚥下障害者に評価も含めて訓練する段階において推奨する形態の 1 つである．咀嚼能力が低く（自ら食塊を形成する能力が低く），嚥下時の圧バランスが不十分（咽頭部の圧形成が不足，食道入口部の開大が不足）で残留や誤嚥をしやすいなど，嚥下可能な食塊の範囲も限られている人にも適用可能である．量にも配慮して，スプーンですくい，そのまま口の中に運び，咀嚼を要さずに嚥下すること（丸呑みすること）を目的とする．ゼリー丸呑みで誤嚥する場合や，ゼリーが口中で溶けてしまう場合は，0j よりも 0t が適している．誤嚥した際の感染を考慮して，たんぱく質含有量が少ないものであることが望ましい．お茶や果汁にとろみをつけたものが該当する．なお，たんぱく質を多く含んだり，食品をペースト状にしたりしたものは，コード 2 となる．口の中で広がりやすいもの，離水しやすいものは難易度が高くコード 4 の一部に含まれる．

3）コード 1j（嚥下調整食 1j）

咀嚼に関連する能力は不要で，スプーンですくった時点で適切な食塊状となっている，均質で滑らかかつ離水が少ないゼリー・プリン・ムース状の食品である．送り込む際に，多少意識して口蓋に舌を押しつける必要があるものも含む．コード 0j よりも物性は広い範囲に及ぶが，付着性や凝集性への配慮は必要である．コード 0j と異なり，たんぱく質を含有量の多少は問わない．対象者としては，咀嚼・食塊形成能力が低く，また嚥下時の誤嚥のリスクもあるが，咽頭通過に適した物性の食塊であれば嚥下可能である状態を想定している．そのため，一口量は咀嚼を必要としない5g以下を目安とするが，口に入れる際には厳密に毎回スライス状とするほどの配慮を要しない程度を想定している．コード1jに該当するさまざまな食品の中には，崩してかき混ぜるとコード2-1となるような移行的なものもありうる．

4）コード2（嚥下調整食2）（コード2-1およびコード2-2）

スプーンですくって，口腔内の簡単な動作（動き）により適切な食塊にまとめられるもので，送り込む際に多少意識して口蓋に舌を押しつける必要があるもの．たんぱく質含有量の多少は問わない．食事として提供するものであるし，むしろ，調整過程で栄養を薄めがちであるため，使用材料を工夫し，分量あたりの栄養量を十分提供できるような配慮が望ましい．コード2の中で，滑らかで均質なものを「2-1」，やわらかい粒などを含む不均質なものを「2-2」とする．対象者としては，咀嚼能力としては不要でも，口に入れたものを広げずに送り込むような能力をある程度有し，若干の付着性の幅に対応可能な嚥下機能を有する人を想定している．調整方法としては，食品をミキサーにかけ滑らかにし，かつ，凝集性を付加したようなものである．ミキサー食とよばれるものでも，管を通して胃に注入するようなミキサー食ではなく，スプーンですくって食べるようなものを想定している．介護食として市販されているミキサー食の多くが，コード2に該当する．その中で，ざらつきや不均質を感じるものが2-2となる．コード2-2の食事を，600 μmのメッシュを通すことで，コード2-1として用いることができる．刻んだものにあんをかけたものは，コード2-2には該当しない．

5）コード3（嚥下調整食3）

形はあるが，歯や補綴物《ほてつぶつ》がなくても押しつぶしが可能で，食塊形成が容易であり，口腔内操作時に多量の離水がなく，一定の凝集性があって咽頭通過時のばらけやすさがないもの．対象としては，舌と口蓋間の押しつぶしが可能で，つぶしたものを再びある程度まとめ（食塊形成），送り込むことができる（舌による搬送）能力のある状態で，嚥下機能についてもコード2よりもさらに，誤嚥せず嚥下できる物性の幅が広い状態の者を想定している．咀嚼に関連する能力では舌と口蓋間の押しつぶし能力以上が求められるが，高い咀嚼能力を有していても，摂食嚥下障害のためにコード3の嚥下調整食が必要な症例はある．コード1j，2までは，肉や野菜などの固形材料については，いったんミキサーにかけたりすりつぶしたりしてから再成型したものを想定しているが，コード3では，粉砕再成型と均一さは必須ではない．全体として「形はあるが，歯や補綴物がなくても押しつぶしが可能で，食塊形成が容易であり，口腔内操作時に多量の離水がなく，一定の凝集性があって咽頭通過時のばらけやすさがない」状態であることに留意する．市販の肉・魚や野菜類をさまざまな技術を用いて軟化させた製品の多くも，この段階に含まれる．

6）コード4（嚥下調整食4）

誤嚥や窒息のリスクのある嚥下機能および咀嚼機能の軽度低下のある人を想定して，素材と調理方法を選択した嚥下調整食であり，咀嚼機能を伸ばすための食品とは異なる．かたすぎず，ばらけにくく，貼りつきにくいもので，箸やスプーンで切れるやわらかさをもつ．咀嚼に関する能力のうち歯や補綴物の存在は必須ではないが，上下の歯槽堤《しそうてい》間の押しつぶし能力（指の腹で潰せる）以上は必要で，舌と口蓋間での押しつぶしだけでは困難である．一方，流動性が高いために，コード 2 に含まれないようなもの（とろみが付いていてもゆるく，drink するもの）もコード 4 に該当する．やわらかい食材や料理を切ったりほぐしたりしたものに，あんをかけることで付着性やばらつきやすさに配慮したものもコード 4 に含まれる．

3 学会分類 2021（食事）のコード番号が重症度に適合しない主な病態

口腔や食道の器質的通過障害（口腔外傷，口腔外科・耳鼻咽喉科・頭頸部外科術後，食道狭窄など）が主で，誤嚥のリスクが少ない場合には，液状に近いもの（コード 4 の一部）あるいは液体がもっとも適切であることが多い．発達段階の障害の場合にも，発達期摂食嚥下障害児（者）のための嚥下調整食分類 2018 が報告[5] されている．

すべての症例において，食形態が嚥下障害に適しているだけではなく，外観や味・好みや摂食時の環境が重要であることは論を待たないが，特に認知症では，その点に配慮する必要がある．また，認知症症例では，表面形態による口に入れたときの刺激があったほうが，食思を増す（均質・単調な食形態が負に作用する）場合がある．

4 学会分類 2021（食事）における液体へのとろみ付けの考え方

原則として，学会分類 2013（食事）で示す食事の際には，液体にはとろみを付けることとしている．しかしながら，コード 0j，コード 1j のみしか嚥下できない場合は，とろみ付きであっても液体の摂取は誤嚥の危険性が高い．コード 0t，コード 2 以降を食べている場合は，とろみ付き液体であれば摂取は可能と想定している．コード 4 では，液体にとろみが必要な場合と不要な場合がありうる．

5 とろみについて

摂食嚥下障害者にとっては，固形物の形態だけでなく，液体のとろみの程度も重要であるため，学会分類 2021（とろみ）（表 2，p.3）が示された．分類の段階は，「段階 1　薄いとろみ」「段階 2　中間のとろみ」「段階 3　濃いとろみ」で，それぞれの性状の観察所見および物性測定値を併記している．

なお，学会分類 2021（食事）では，早見表中には，液体摂取の際にとろみをつけるかどうかを表記していないが，原則として，汁物を含む水分にはとろみつけをすることを想定している．

学会分類の各コードに対応したレシピを掲載（p.67～）しているので，嚥下調整食作成の際に活用いただきたい．

（栢下　淳）

文 献

1） 金谷節子編著．ベッドサイドから在宅で使える 嚥下食のすべて：医歯薬出版；2006．p47．
2） 日本摂食・嚥下リハビリテーション学会医療検討委員会．日本摂食・嚥下リハビリテーション学会嚥下調整食分類 2013．日摂食嚥下リハ会誌 2013；17：255-267．
3） 日本摂食嚥下リハビリテーション学会嚥下調整食委員会．日本摂食嚥下リハビリテーション学会嚥下調整食分類 2021．日摂食嚥下リハ会誌 2021；25：135-149．
4） 板谷怜美，五十嵐沙織，他．官能評価による学会分類 2013（食事）早見表のコードとユニバーサルデザインフード区分の対応の検証．日摂食嚥下リハ会誌 2021；25：81-89．
5） 佐藤光絵，山縣誉志江，他．とろみ液の簡易評価法としてのシリンジテストの検証．日摂食嚥下リハ会誌 2021；25：102-113．
6） 日本摂食嚥下リハビリテーション学会医療検討委員会．発達期摂食嚥下障害児（者）のための嚥下調整食分類 2018．日摂食嚥下リハ会誌 2018；22：59-73．

2 嚥下調整食 コード別調理のポイント

key point

- 嚥下調整食は，５段階７種類であり，コード別の調理ポイントは異なる．
- とろみ調整食品やゲル化剤の特徴を理解し適切に使用する．
- 嚥下調整食は，厨房の作業手順を把握のうえ導入し，調理と試食を繰り返して実践する．

嚥下調整食の標準化をめざし，日本摂食嚥下リハビリテーション学会により嚥下調整食分類2021（学会分類2021）がまとめられ公開された．学会分類2021は，コード0j，0t，1j，2-1，2-2，3，4の５段階７種類であり，栄養量は設定せず形態のみで示されている．嚥下調整食作成の場は主に病院や介護保険施設などの集団給食施設から，グループホームや小規模多機能施設，在宅などの少人数での調理までがあるが，本項ではコード別の調理のポイントについて述べる．

1 コード0j

コード0jは，均質で離水・たんぱく質が少なく，スライス状にすくうことができるやわらかいゼリーとされている．やわらかさは，丸呑みできる程度で，若干の送り込み能力が必要である．なお，0jは嚥下評価において用いられたり，重度摂食嚥下障害者に選択されることが多いが，誤嚥のリスクが高いことを理解しておかなければならない．また，調理の際のわずかな物性の変化で不適切となることもあるため，物性が安定した市販の食品を選択することも多い．

0jはゼリー状の食品であり，飲料とゲル化剤を用いて調理する．

1）飲料

たんぱく質が少ない飲料を選ぶ．たとえば，お茶やイオン飲料，果汁飲料である．果汁飲料の中でも，ネクターのように粘度があるものや野菜ジュースのように繊維が多いもの，牛乳や濃厚流動食のようにたんぱく質を含むものは適さない．

2）ゲル化剤

ゲル化剤には加熱タイプ，非加熱タイプがあり，基本的にはどちらでもよいが，かたさや付着性，凝集性を考慮した仕上がりでなければならない．ゲル化剤の特徴によって，加熱温度や融解《ゆうかい》温度は異なるため，しっかりと把握して調理する．

3）離水

完成したゼリーは，離水が少ないものが適している．離水には，外部離水と内部離水があり，ゼリーの表面からにじみ出る水分を外部離水，ゼリーの断面から出る水分を内部離水という．どちらの離水も誤嚥の要因となることがあるため，注意が必要である．一般的に市販されているゼリーは離水が多いものがあり，嚥下調整食としては適さないことがある．嚥下調整食用に開発されたゼリーやゲル化剤は，離水が少ない物性をもつことが多い．

4）スライス状

「スライス状にすくう」とは，薄く平たいスプーンで，ゼリーを長さ 20 mm ×幅 20 mm ×厚さ 5 mm 程度（2～3 g 程度）に切り出したものである．狭い咽頭空間を通過しやすくするための形状である．スライス状にすくったときに少ししなるくらいのやわらかさが望ましい．

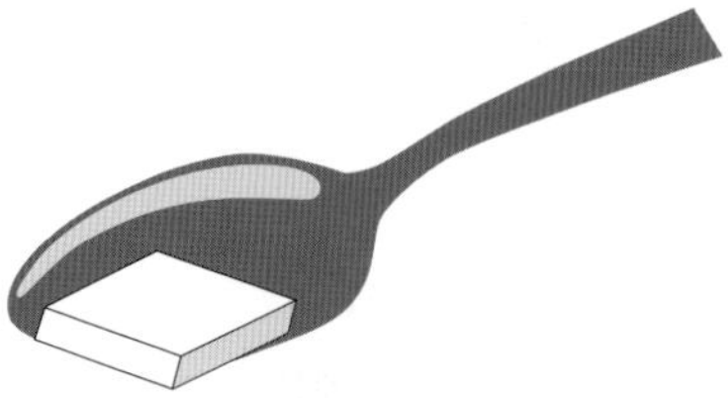

これらをふまえると，0j は果肉を含んだゼリーや弾力があるこんにゃくゼリー，離水が多い寒天ゼリー，たんぱく質を含むプリンは該当せず，お茶やイオン飲料をゲル化剤で固めた離水の少ないゼリーが該当する．

5）調理の手順

① 材料の計量（飲料とゲル化剤）
↓
② 加熱容器（鍋など）に飲料とゲル化剤を加え，攪拌する
↓
③ ②を攪拌しながら，適正温度まで加熱する
↓
④ 器に盛り，冷やし固める

② コード 0t

とろみの程度としては，「中間のとろみ」あるいは「濃いとろみ」である．丸呑みする程度で，若干の送り込み能力が必要である．ゼリーの丸呑みで誤嚥する場合や，ゼリーが口の中で溶けてしまう場合は，0j より 0t が適しているとされる．

1）飲料

たんぱく質が少ない飲料を選ぶ．コード 0j と同様で，繊維が多いもの，たんぱく質を含む牛乳や濃厚流動食は適さない．

2）とろみ調整食品

とろみをつけるには，かたくり粉やくず粉などの他，嚥下調整食用のとろみ調整食品を用いる．とろみ調整食品は，加熱をせずにとろみをつけることができるため，簡便である．

添加量は製品により異なるが，いずれも「中間のとろみ」「濃いとろみ」にあてはまる粘度とする．

3 コード 1j

均質で滑らか，かつ離水が少ないやわらかいゼリー状の食事である．スプーンですくうと適切な食塊状になっており，少量を丸呑みできる．「0j」に比べて，たんぱく質含有量の制限はなく，若干の食塊保持と送り込み能力が必要である．

1）飲料や食品

たんぱく質含有量に関係なく，飲料を選べる．たとえば，牛乳や濃厚流動食，果肉飲料（ネクター）のようなものや粘度があるもの，野菜ジュースのように繊維が多いものも選択できる．主食は酵素入りゲル化剤を用いて物性に配慮したお粥ゼリーが適している．卵豆腐や絹豆腐，介護食品用に市販されているゼリーやムースも一部該当する．食品や料理に対する加水の割合は水分含有量により異なり，食品 1 に対し 1～3 と幅がある．

2）ゲル化剤

ゲル化剤には加熱タイプ，非加熱タイプがあり，基本的にはどちらでもよいが，かたさや付着性，凝集性に考慮した仕上がりでなければならない．ゲル化剤（粉）の分散が不十分だと固まりにムラができてしまうため，1 分以上しっかりと撹拌する．お粥はミキサーにかけると糊状になってしまうため，アミラーゼの入った酵素入りゲル化剤を使用する．ゲル化剤により，加熱温度や融解温度が異なるため，しっかりと把握して調理する．

3）離水

完成したゼリーは，0j 同様に，離水が少ないものが適している．

4）調理の手順

① 材料の計量（飲料または食材とだし汁など，ゲル化剤）
↓
② ミキサーに飲料または食品とゲル化剤を加え撹拌する
↓
③ ②を加熱容器（鍋など）に入れ，撹拌しながら適正温度まで加熱する
↓
④ 器に盛り，冷やし固める

4 コード 2（2-1，2-2）

口の中の簡単な動きによって適切な食塊にまとめられる，ペースト状の食形態である．滑らかで均質なものは「コード 2-1」，やわらかい粒などを含む不均質なものは「コード 2-2」とされている．口に入れたものを広げずにのどに送り込め，若干のべたつきがあっても飲み込むことができる摂食嚥下機能が必要である．コード 2-1 は，コード 0t の次の

段階として想定された食形態であるため均質さ（滑らかさ）が重要であり，均質さの指標として 600 μ（目開き 0.6 mm）のメッシュを通すこととされている．メッシュに通すことで，ミキサーにかけても残る肉・魚・野菜等の繊維を取り除くことができる．コード 2-2 の場合はメッシュに通す必要はない．

1）飲料や食品

たんぱく質含有量に関係なく，飲料や食品を選べる．たとえば，飲料では牛乳や濃厚流動食，食品では肉や魚，野菜等，一般的に使用される食品はすべて使用することができる．主食はべたつかないような酵素処理をしたミキサー粥が該当する．

2）とろみ調整食品やゲル化剤

嚥下調整食用のとろみ調整食品や非加熱タイプのゲル化剤を使用する．

3）調理の手順

①　材料の計量

↓

②　ミキサーに飲料や食品・料理を加え攪拌する

※食品や料理だけで攪拌できない場合は，加水または粥ゼリー等のつなぎを入れて攪拌する．

↓

③　必要に応じて，とろみ調整食品やゲル化剤で離水や粘度を調整する

↓

④　③を 600 μ のメッシュに通す（コード 2-2 の場合は不要）

↓

⑤　器に盛る

column

ゲル化剤調理のポイント

ゼリーを調整するには，①計量，②温度，③分散の 3 つのポイントを押さえる必要がある．①計量には，飲料や食品の計量とゲル化剤の計量がある．正しく計量が行われなければ，仕上がりが異なってしまう．②温度とは，加熱温度である．ゲル化剤の製品により加熱温度が異なり，加熱温度が不十分ではうまく固まらない．③分散は，攪拌により飲料や食品とゲル化剤を均質に混ぜるという作業である．十分な攪拌がないとダマになったり不十分な分散状態となり，かたい部分とやわらかい部分とが生じる不均質な固まり方になってしまう．これら 3 つはどれも大切で，1 つも欠かすことができないポイントである．

文献）江頭文江監修．ゲル化剤のいろは：フードケア．2017．

4）加水して調理する場合

食品や料理をミキサーにかける際，そのままではきれいに攪拌できない場合は，スープやだし汁を加えてミキサーにかける．食品や料理に対する加水の割合は，食品 1 に対して 0.5～1 程度である．加水が多くなり過ぎると，食品や料理の密度が小さくなり，スープ状に仕上がってしまい，とろみ調整食品等での粘度の再調整が必要となる．さらにボリュームばかり多くなり，栄養密度が下がる．加水だけに頼らず，その他のつなぎを入れる方法も利用する．

5）加水ゼロで調理する場合

食品や料理をミキサーにかける際，そのままではきれいに攪拌できない場合でもスープやだし汁を加えず，油や自然食品，粥ゼリーを用いて粘度調整をする．

加水ゼロの一例

無添加：だいこんの煮物（加水なしでそのままミキサーで攪拌できる）
油：いも類に油を加えて滑らかにする．こしあんにサラダ油，さつまいもに生クリーム（スイートポテト）．
肉・魚・葉物料理：料理に粥ゼリーを加え，ミキサーで攪拌する．

5 コード 3

舌でつぶせるかたさで，食塊形成しやすく，多量の離水がなく，飲み込むときにばらけにくい食事である．①舌で押しつぶせるくらいやわらかいもの，②舌でつぶせるようなやわらかいものをゲル化剤を用いて再成型したものなどがある．ゼリー状に固めることや均質さは必須ではなく，刻み食は一部該当する．主食は離水に配慮した粥が該当する．肉・魚や野菜類をさまざまな技術を用いて軟化させた市販製品も多くみられる．

1）調理法①　舌で押しつぶせるくらいやわらかくする

「舌で押しつぶせる」とは，舌のわずかな圧力でつぶせるという状態である．通常の料理では，つなぎを工夫したやわらかいハンバーグの煮込みや，あんかけのだいこんの煮物，やわらかいとうがんの煮物，やわらかく仕上げた卵料理などが該当する．やわらかく仕上げるための食材を選び，繊維を断つ切り方やつなぎの添加，たんぱく質分解酵素や重曹の利用，圧力鍋や真空，長時間加熱や低温などの調理法を利用する．卵や山芋などを用いた蒸し調理も活用できる．

2）調理法②　ゲル化剤を使って再成型する

食品や料理に加水してミキサーにかけ，ゲル化剤を加え，再成型する．コード 1j と調理の手順は同じだが，食品や料理に対する加水量は減らし，食品や料理の密度を増すことで，コード 3 の物性となる．

調理法②は一度ミキサーで攪拌しているため，ゲル化剤の添加量によっては，十分につぶすことでコード 2 の物性に近づけることができる．

表1　**食べやすくするための調理の工夫とメニュー例**

1. 加熱調理	加熱してやわらかくする（ポトフ，クリームシチュー）
2. 切り方の工夫	蛇腹切り，隠し包丁（きゅうりの酢の物）
3. 適度な水分	水分を加え，やわらかくする（煮浸し）
4. 油脂	油脂を加えて滑らかにする（スイートポテト，マッシュポテト）
5. つなぎ	つなぎを入れてまとめる（肉団子，白和え）
6. とろみ	とろみをつける（かきたま汁）
7. 一口大	細かく刻まず，軟らかいものを一口大にして咀嚼を引き出す（ふろふきだいこん）

（江頭・他編，2022[1]より）

⑥ コード4

歯茎でつぶせるかたさ（箸やスプーンで切れる，指の腹でつぶせるやわらかさ）で，ばらけにくく，べたつきにくい食形態である．刻み食は一部該当する．主食は全粥や軟飯が該当する．

1）咀嚼や嚥下機能の低下に対し，注意しなければならない食品

咀嚼や嚥下機能の低下に対応した食品選択の際に注意したい食品をまとめた．咀嚼しにくく，むせやすいといわれている．また，⑧みそ汁や分粥，すいかなどの二相性の食べ物はむせやすい．

注意したい食べ物

① かまぼこやこんにゃくなどの加熱してもやわらかくなりにくいもの
② 焼肉などのかたいもの
③ 葉物や根菜類のように繊維の強いもの
④ パンのようにパサパサするもの
⑤ わかめのようにぺらぺらと薄いもの
⑥ お茶やすまし汁のようにさらさらとした液体
⑦ 酢の物やかんきつ類などの酸っぱいもの
⑧ みそ汁や分粥，すいかなどの二相性のもの

2）食べやすくするための調理の工夫

注意したい食べ物の特徴を十分に理解し，やわらかく，食べやすくするための工夫（表1）を行う．

嚥下調整食のレシピや動画，調理のポイントなどをまとめた民間企業や団体などによるサイトが多数あるので，参照されたい．その一部を紹介する（2023年7月現在）．

・㈱フードケア：小冊子シリーズ：https://www.food-care.co.jp/booklet/booklet.html

・ニュートリー㈱：嚥下食レシピ・製品活用レシピ：https://www.nutri.co.jp/nutrition/recipe/index.html

・一般社団法人食べるを支える会：嚥下調整食レシピ：https://shokushien.net/recipe/

7 嚥下調整食調理の運用

病院や介護保険施設のような集団給食を提供するところでは，嚥下調整食だけではなく，一般的な常食やさまざまな病態に合わせた食事もつくっている．給食管理も病態栄養管理や成分栄養管理とさまざまで，給食業務が直営か委託かにより，厨房の運用の主導権が異なる．そのような状況で，嚥下調整食に取り組み，運用していくには，管理栄養士・栄養士や調理員，他職種の大きな理解と協力が必要となる．

多くの病院施設では，嚥下調整食に該当するものが何かしら提供されているものだが，実際には単に刻まれているものだったり，あんかけにしているだけのものだったり，ゼリーやペースト状の物性が安定していなかったりと，問題が多い．

嚥下調整食に取り組むとき，厨房に単に指示や依頼をしているのみになってはいないだろうか．ほかの食種も含め，厨房での作業手順を把握し精査したうえで，嚥下調整食を導入しなければ，厨房業務はパンクしてしまう．業務委託しているのであれば，委託会社と十分な話し合いを行い理解を得ることが必要である．また嚥下調整食を導入した後は，さらに課題や疑問が生じることだろう．これらを解決するためには，嚥下調整食の理解と調理の実践，試食を繰り返していくことが重要である．たとえば，ミールラウンドで自施設の対象者を把握したり，摂食嚥下チームでの定期的な試食会を行う．これらは家族や介護者への栄養指導のスキルアップにもつながる．

（江頭文江）

文　献

1） 江頭文江，梶井文子．訪問看護のための栄養アセスメント・食支援ガイド：中央法規出版；2022.

2） 江頭文江．在宅生活を支える！これからの新しい嚥下食レシピ：三輪書店；2008.

column

刻み食は嚥下調整食ではない？

刻み食とは，一定の大きさに刻まれた食形態である．「食べやすく切る」という作業から始まり，厨房内で効率よく作業することが優先され，機械的に刻まれることになったと考えられる．しかしながら，とんかつのような固い常菜を単に刻んだものは実は食べにくい．

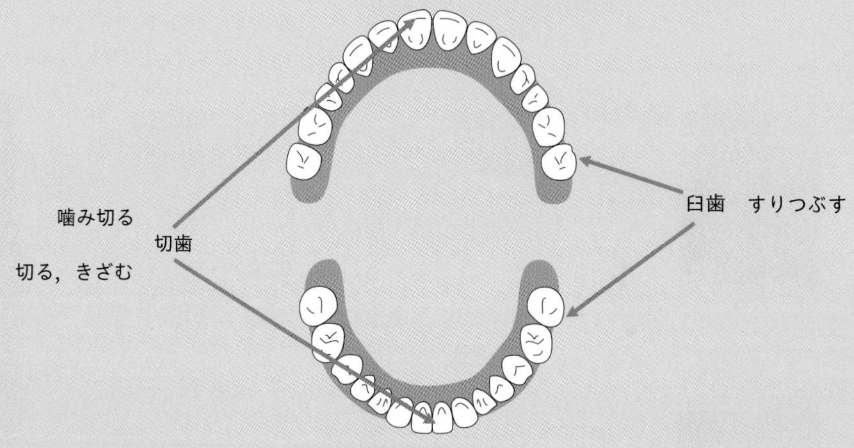

「咀嚼」には前歯で噛み切る（捕食）動きと，奥歯ですりつぶす動きがあり，刻み食は前歯で噛み切る動作を助けている．口の中でもバラバラとまとまりがないままであったり，さらに口腔機能の低下があれば食塊形成できず，口腔や咽頭残留につながる．

学会分類 2021 では，舌で押しつぶせるようなやわらかい料理を刻み，中間または濃いとろみ程度のあんをかけたものをコード 3，歯茎でつぶせるようなやわらかい料理を刻み，中間または濃いとろみ程度のあんをかけたものをコード 4 に該当するとしている．なお，刻んだ料理がかたいものや，とろみの程度が薄すぎるものは嚥下調整食として該当しないとしている．

3

嚥下調整食の歴史と変遷

key point

- わが国で嚥下食（嚥下調整食）とよばれているものは，1998 年に小田原市の特別養護老人ホーム「潤生園」で「救命プリン」として出されたものが初めてである．当時マスコミで報道され，時田と椎野が報告した論文は今日見ても新鮮で優れている．
- 藤島は金谷や嚥下チームとともに「脳卒中の摂食・嚥下障害」(1993) を出版し，系統的な嚥下食の解説を記載した．これは嚥下食ピラミッドとして知られるようになった．
- 日本摂食嚥下リハビリテーション学会が嚥下調整食学会分類 2013（2021 年改訂）を公開し，とろみ食品の分類も含まれており，今日に至っている．

筆者は 1982（昭和 57）年に医学部を卒業して脳神経外科の研修を始め，はじめて受け持った脳腫瘍患者が嚥下障害であった．このときが嚥下障害との出合いである．手術の助手をしたが，術後に誤嚥が原因の肺炎を併発した．当時は珍しかった嚥下造影も行い，気管切開（これもはじめての術者）まで行ったが，救命できなかった．誰も嚥下障害の知識がなく，治療法もわからず，もちろん嚥下食という概念もなかった．「やわらかいものを食べさせておけば……」とか，「おかゆにすれば……」程度の甘い考えで対応せざるを得なかったし，当時は食べる姿勢，食べさせ方も含めた嚥下リハビリテーションの概念すら知らなかった．本項では筆者の経験をもとに嚥下調整食の歴史と変遷をたどってみたい．

1 はじめての嚥下食―救命プリン

筆者が医師になったのは 1982（昭和 57）年であるが，まさにその年に神奈川県小田原市にある特別養護老人ホーム・潤生園理事長の時田純先生と管理栄養士の椎野恵子さんが，食事や水分がむせて口から食べられなくなった入所者に，「よだれ（唾液）」をヒントに，栄養価の高いミルクをゼラチンで固めた，「救命プリン」を作成している．この「救命プリン」を 2，3 日経口摂取すると，嚥下が回復してくることを発見した．さらに，煮こごりをヒントにした「そうめんの寒天寄せ」や，食べにくい「わかめ」や「ほうれんそう」などまでレパートリーは広がり，「介護食」としてマスコミに取り上げられた（1987 年 9 月 14 日，朝日新聞夕刊のコラム）．潤生園には問い合わせが殺到．これにより多くの人々が嚥下障害に苦しんでいて，関係者が注目していたことがわかった．これが今日の

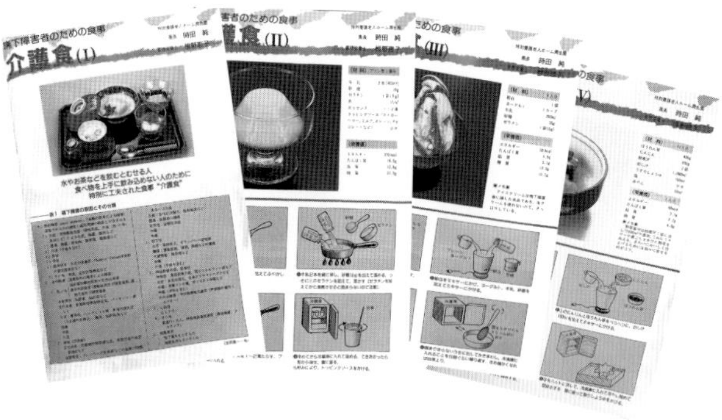

嚥下食につながるルーツといえる．

彼らは翌年には月刊・臨床栄養に「介護食（1）−(4)」（時田ら，1988）[1-4] という４つの連載論文を発表している．介護食とはいいながら，当時の日本嚥下研究会（いまの嚥下医学会）の医師（平野，1985[5]．吉田，1986[6]）や，看護（田中，1986）[7]，リハビリテーション（才藤ら，1987）[8]，歯科（金子，1987）[9] などの最先端の論文や著書が引用され，嚥下障害についての記載がしっかりとなされていて，それらをふまえた嚥下食にほかならないことがわかる．この論文をみると，きれいなカラー写真とともに嚥下食（介護食）のレシピが詳細に記載されている．いま見てもまったく色褪せないどころか，あまりのすばらしさに当時の潤生園のレベルの高さが見て取れる．恥ずかしながら筆者はこの論文の存在をつい最近まで存じ上げなかった．分野が異なるためもあるが当時はインターネットなどなく，この論文にたどり着くことができなかったのである．

② 嚥下食の系統的な解説

医療の分野では 1980 年に，わが国で最初のホスピスを開設した聖隷三方原病院において，早い時期から末期がん患者のための食べやすい食事の開発に取り組んでいた．1987 年に病院全体の日常業務の中に嚥下食を取り入れ，1988 年には，開始期，導入期，安定期の３段階に分けて，ゼリー，ヨーグルト，プリン，おじやミキサーなどを段階的に組み込んだ嚥下食基準を作成している（Groher ME 著，塩浦・藤島訳．嚥下食基準とレシピ．嚥下障害―その病態とリハビリテーション：医歯薬出版；1989[10]．※本文には食品調製の必要性の記載にとどまる）．

その後，藤島が『脳卒中の摂食・嚥下障害』（医歯薬出版；1993）[11] を出版し，はじめて系統的な嚥下食の解説を記載した．その中で嚥下障害者に対して，「食べやすい」とは「口腔と咽頭，食道をスムーズに通過していき，誤嚥しにくい」ことであり，その特徴は，①密度が均一である，②適当な粘度があってバラバラになりにくく，③口腔や咽頭を通過するときに変形しやすい，④べたついていない（粘膜にくっつきにくい）ものであることを示した．こうした特徴をもった食物は口腔内でも咽頭でも扱いやすくて嚥下しやすく，かつ誤嚥しにくい．一方，食べにくい物は，①密度が一定していない（粒があるなど），②かたすぎて噛み砕けない，③サラサラし過ぎる，④変形しにくい，⑤べたつくものであるとした．もちろん例外があり，個別に判断が必要であることも記載してある．

さらに「水」に対しては，①咽頭には水に対するレセプターがあって嚥下反射を誘発しやすい，②よく口腔清拭が十分なされていればたとえ誤嚥しても比較的安全である，③身近にあって手軽に使える，④患者の欲求が高い，などをあげ，嚥下障害があるかどうかをスクリーニングする方法としても飲水は大変重要な役割を果たしているとともに，とろみをつけると誤嚥しにくくなるためとろみ剤の意義にも触れている．

食べ物の温度は温度感のあるものがよいことを示し，調理してから食べるまでの間の食物の時間変化についても注意を払う必要があること，患者の好みの味や，おいしい食物は嚥下しやすいこと，1 回に口に含む量と食べる早さや食べるときの姿勢などについても詳しく解説されている．

段階的な難易度についても，嚥下訓練食として詳細な記載があり，これは後に嚥下食ピラミッドとして発表される（金谷，2007）[12]．

3 嚥下食という用語について

現在は嚥下調整食（略して嚥下食）という名称が定着しているが，先述した潤生園では介護食とよばれており，かつては嚥下食，嚥下障害食，嚥下訓練食，ソフト食，やわらか食など名称はバラバラであった．日本摂食嚥下リハビリテーション学会では医療検討委員会の中に嚥下調整食特別委員会を設置し，2011 年から名称を含めて検討してきた[13]．パブリックコメントも募集しながら基準案 2012[14] において，嚥下障害に配慮して調整した（整えた・用意した・手を加えた）という意味で嚥下調整食との名称を採用し，その用語が嚥下調整食分類 2013[15]，そして同 2021[16] を経て定着している．

4 とろみについて

水分についてはとろみをつけるとむせなくなることは古くから知られていて，いわゆる自然のとろみとしてかたくりやくずなどが使われていた．その後，粘度調整食品としてとろみ剤（発売当時は増粘剤とよばれた）が登場してくる．

筆者がはじめて接したとろみ剤は「とろめりん®」という製品で，でん粉系の第一世代（でん粉・加工でん粉系，1991（平成 3）年頃〜）である．Thick It® という輸入品も使用したことがある．これらの特徴はもったりとしたとろみであり，元の食品の味に影響する，唾液でとろみが変化する，たくさんの量が必要である，時間で変化するなどにより使いにくく，誤嚥・窒息事故が多発し，採用禁止の施設や病院がみられたほどである．

次に第二世代（でん粉＋増粘多糖類：植物の種子由来のグァーガム，1994（平成 6）年頃〜）が登場した．かなり改良されていて，少量でとろみがつき，時間や温度での安定も増し味も改善していたが，まだ唾液の影響を受け，とろみが白く濁るなどの欠点は残っていた．

その後，第三世代（増粘多糖類とデキストリン：微生物由来キサンタンガム，2000（平成 12）年頃〜）が登場した．これは喉ごしがよく，付着性も減少した．白く濁りにくく，味への影響が少ないばかりか，とろみの安定やとろみがつくまでの時間が短いなど，ほぼ現在のとろみ剤と同等の特徴を備えている．とろみクリア® という製品をはじめて食したときの感動は忘れられないし，テレビなどでフランス料理のシェフも第三世代のとろみ剤を利用していると報道されるほどの完成度を誇っている．現在はビールなどの炭酸水にとろみをつけて飲むなどの工夫もされてきている．

5 おわりに

嚥下食の歴史を簡単に振り返った．現在は本書も含め出版物や論文（大越，2005[17]，2014[18]）も多く，市販食品の充実（藤島，2014[19]．Okamoto K et al，2022[20]）も含めて筆者が医師になった 40 年前とは雲泥の差がある．その間に高齢化が進み，嚥下障害者も増加し，重度化している．嚥下食の考え方として 2 つの方向性がある．脳卒中患者の急性期などでは回復が見込まれる場合＝段階的摂食訓練の考え方が適応でき，咽頭通過しやすく，誤嚥しにくいものから開始し，だんだんと難易度を上げることが選択される．一方，悪化して食べられない場合＝難易度を落とすという方向もあり，これはまさに潤生園の救命プリンの考え方で，「軟菜 → ミキサー食 → ゼリー食」など難易度を下げる方向が選択される．

いずれにしても人類にとって食事はきわめて大切であり，生きる喜びである．より食べやすく，おいしい嚥下食を今後も追求していきたい．

（藤島一郎）

文 献

1）時田 純，椎野恵子．嚥下障害者のための食事 介護食（1）．臨床栄養 1988；73（1）：1-8.
2）時田 純，椎野恵子．嚥下障害者のための食事 介護食（2）．臨床栄養 1988；73（2）：109-116.
3）時田 純，椎野恵子．嚥下障害者のための食事 介護食（3）．臨床栄養 1988；73（3）：237-240.
4）時田 純，椎野恵子．嚥下障害者のための食事 介護食（4）．臨床栄養 1988；73（4）：561-564.
5）平野 実．嚥下の生理と病態生理．理学療法 1985；2（3）．
6）吉田義一．嚥下障害．JOHNS 1986；2：69-76.
7）田中靖代．嚥下自立への援助．看学誌 1986；50（6）：627-634.
8）才藤栄一，千野直一．嚥下障害．総合リハ 1987；15（3）：215-222.
9）金子芳洋編著．食べる機能の障害：医歯薬出版；1987.
10）Groher ME（塩浦政男，藤島一郎訳）．付録「嚥下食基準とレシピ」．嚥下障害 その病態とリハビリテーション：医歯薬出版；1989.
11）藤島一郎．脳卒中の摂食・嚥下障害：医歯薬出版；1993，p81-86.
12）金谷節子．嚥下食ピラミッド．In：栢下 淳編著．嚥下食ピラミッドによる嚥下食レシピ 125：医歯薬出版；2007，p19-24.
13）日本摂食・嚥下リハビリテーション学会医療検討委員会．嚥下調整食 5 段階（嚥下調整食特別委員会試案），日摂食嚥下リハ会誌 2011；15：220-221.
14）日本摂食嚥下リハビリテーション学会嚥下調整食特別委員会．嚥下調整食学会基準案 2012 の解説．日摂食嚥下リハ会誌 2012；16：315-321.

15) 日本摂食・嚥下リハビリテーション学会医療検討委員会．日本摂食嚥下リハビリテーション学会嚥下調整食分類2013．日摂食嚥下リハ会誌 2013；17：255-267.
16) 日本摂食嚥下リハビリテーション学会嚥下調整食委員会．日本摂食嚥下リハビリテーション学会嚥下調整食分類2021．日摂食嚥下リハ会誌 2021；25：135-149.
17) 大越ひろ．ヒストリカルレビュー，食品学・調理学・栄養学．日摂食嚥下リハ会誌 2005；9（1）：46-50.
18) 大越ひろ．嚥下調整食の歴史と進歩．MB Med Reha 2014；167：57-62.
19) 藤島一郎，長尾菜緒，他．酵素均質浸透法で作製した食品（あいーと）の官能評価による嚥下調整食としての利用の検討．嚥下医学 2014；3（1）：110-117.
20) Okamoto K, Tanaka S, et al. Food appearance affects reward-related brain activity in healthy adults：a functional magnetic resonance imaging study. Int J Food Sci Nutr 2022；73（8）：1116-1123.

4 対象患者別の嚥下調整食の適応

key point

・コード番号は必ずしも，すべての症例で難易度と一致するものではない．
・ゼリー状食品ととろみ状食品の適応は異なる．
・咽頭への送り込み，咽頭の駆出力，食道入口部開大が非常に悪い場合，均質なコード 2-1 はよくても，不均質なコード 2-2 は口腔や咽頭に残留することがあるので，コード 2 を 2 つに分けている．

1 学会分類 2021

日本摂食嚥下リハビリテーション学会嚥下調整食分類 2021（学会分類 2021）は，原則的に段階を形態のみで示し，その段階ごとに対象とする摂食嚥下障害を想定している．ただ，「コード 0」は形態だけでなく，誤嚥時のリスク管理のために「たんぱく質の含有量が少ないものであることが望ましい」と栄養量についても設定している点が他と異なる．そしてコード 0 の形態は，より幅広い成人の中途障害による摂食嚥下障害症例に対応できるよう，ゼリー状を意味する「0j」と，とろみ状を意味する「0t」を設けている（図 1）．

食上げでは，低いコード番号からはじめて段階的に上げようと考えることが多いが，病態によってはコード 1j よりコード 2-1 のほうが容易に飲み込める場合もあり，コード番号は必ずしも，すべての症例で難易度と一致するものではないことを強調したい．

図 1　学会分類 2021（食事）

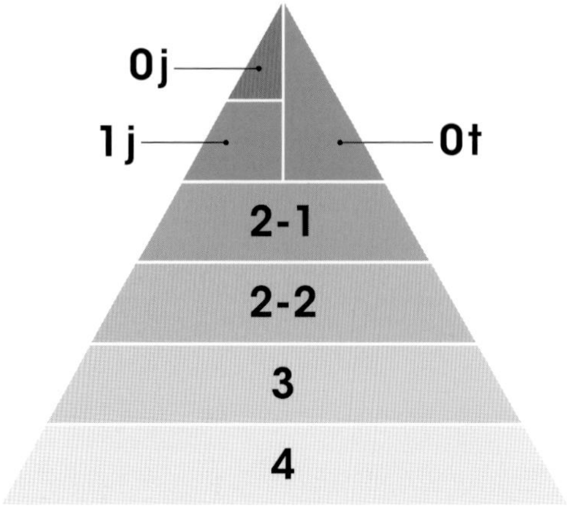

図 2　**Leopold の摂食嚥下 5 期モデル**

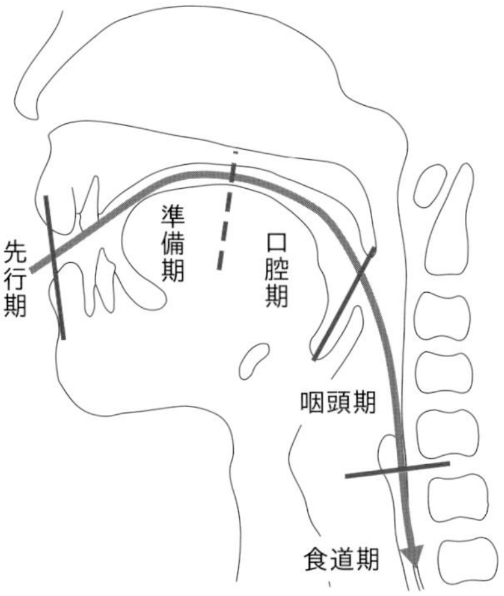

そこで，対象患者別に嚥下調整食の適応を説明するにあたり，Leopold の摂食嚥下 5 期モデル（図 2）を用いると理解しやすいので，本項では先行期，準備期，口腔期，咽頭期，食道期に分けて解説する．

2 先行期に問題がある人の食形態

先行期は食行動の第一段階である．おいしそうに盛り付けられた食事を見て，においを嗅ぐことで食物を認知し，食欲が湧き，唾液の分泌が促されて口やのどの準備が整う．そして，次に行う咀嚼や嚥下動作を頭の中で計画し，口まで運んで取り込み，実際に咀嚼や嚥下動作を開始する．また，口の中では味覚や食感を通して食物を認知し，さらに複雑な咀嚼や嚥下動作を計画して実行している．

意識障害や高次脳機能障害，認知症があると，この過程が障害され，口まで運ぶ動作や咀嚼，嚥下動作をうまく行うことができなくなることがある．特に低いコード番号の食事は食刺激として不十分であったり，不適切であったりして食意欲を刺激しないことがある．たとえば認知症の人の食事を，むせがあるためペースト状の食形態に変更したとき，ペースト状では食物認知が低下して咀嚼や嚥下動作が惹起されないことがある．この場合，いったんすりつぶしてから再成型した食形態（コード 3）にするなど，誤嚥に配慮しながら，ある程度おいしそうな見た目と歯応えのある食形態に戻すことで惹起されることもある．

3 準備期に問題がある人の食形態

準備期は，いわゆる咀嚼の段階である．口に入れた食べ物を噛み切り（咬断），噛み砕き（粉砕），すりつぶし（臼磨），バラバラにしたものを，舌や頬を使って唾液と混ぜ合わせて再度 1 つにまとめ，飲み込むことができる状態（食塊）にする段階である．

1）咀嚼運動

口腔を観察するとき，前歯（切歯）があると咀嚼できると思い込むことがあるが，重要なのは，すりつぶし機能を担う奥歯（臼歯）である．下顎を前後左右に回旋させて，上下の臼歯で食物をすりつぶしている．ただ，歯があってもその力が弱い場合や，下顎が上下運動しかしていない場合は，十分に咀嚼できていないので「かたさ」に配慮が必要である．

歯がない場合は歯茎や舌を利用して食物を押しつぶすしかないが，その力もない場合は咀嚼が不要なコード０～２の食形態を選択する．舌と口蓋で押しつぶす能力がある場合はコード３，歯がなくても歯茎でつぶせる場合はコード４の食形態を選択する．いずれも，ばらけにくく，貼りつきにくい工夫など，食塊形成，咽頭への送り込み，嚥下を考慮して調整された食形態である．嚥下調整食は誤嚥に配慮している点で，いわゆる咀嚼食とは異なる．また，高い咀嚼能力があっても嚥下ができない場合は，低いコード番号の食形態を選択せざるを得ない．

2）食塊形成（食塊の形状調整能力）

高齢者では残存歯数の減少や咬合力の低下のため，刻み食を提供することも多い．しかし，唾液分泌の低下，舌や頬の運動機能の低下があると十分に食塊をつくることができず，バラバラな状態で咽頭へ送り込んでしまうため，嚥下をしても咽頭に残りやすくなり誤嚥を誘発することがある．その解決策として，刻み食に「とろみあん」をかけてまとめやすくする方法など，咀嚼と食塊形成を考慮した調理方法を検討する．すなわち「凝集性」の高い食形態になるよう工夫が必要である．

ゼリー状食品のコード 0j やコード 1j はすでに食塊になっていることが特徴であり，食塊形成がまったくできない場合に利用される．コード２は咀嚼能力としては不要でも，口に入れたものを広げずに送り込むような能力をある程度有している人が対象である．コード３は舌と口蓋で押しつぶした後の食塊形成が容易にできる食形態で，コード４は多少の配慮は必要であるが，かなり食塊形成能力がある人が対象の食形態である．

3）食塊の口腔保持能力

液体は，口腔内に留めてからタイミングを合わせて咽頭へ送り込んでいる．しかし，固形物の場合は，咀嚼や食塊形成をしながら少しずつ咽頭へ送り込んでおり，準備期と口腔期はオーバーラップしている（プロセスモデル）．ただ離水の多い固形物は，いったん口腔内に留めたまま咀嚼と食塊形成を行い，タイミングを合わせて咽頭へ送り込んでいる．この口腔内に留める機能が低下している場合，離水の多い固形物は咀嚼や食塊形成している間に離水した水分が早期に咽頭へ落ち込み，誤嚥することがある．したがって，コード０～３では離水に十分な配慮が必要である．ゼリー状食品でも口腔内で多量に離水するものは，コード 0j やコード 1j ではなくコード４になる．

4 口腔期に問題がある人の食形態

口腔期は，咀嚼して食塊形成したものを口腔から咽頭へ送り込む段階である．舌を前方から後方に向かって順に口蓋へ押し付けることで，口腔から咽頭へ送り込んでいる．液体は口腔内に留めてからタイミングを合わせて咽頭へ送り込むが，固形物は前述したように，咀嚼，食塊形成をしながら少しずつ咽頭へ送り込んでいる．ただ，液状でもとろみが強い場合は，固形物と同じように食塊形成しながら少しずつ咽頭へ送り込んでいる．

舌の麻痺や筋力低下があると，咽頭へ送り込むのに時間を要する．この場合の食形態としては「付着性」の低い物性のほうが咽頭へ送り込みやすい．一般的には，ゼリー状の固形物より液状のとろみ水のほうが咽頭へ送り込みやすい．すなわち，ゼリー状のコード0jやコード1jより，液状のコード0tやコード2のほうが咽頭へ送り込みやすい．ただ，咽頭へ送り込む機能が強く障害されている場合は，均質なコード2-1ではよくても不均質なコード2-2では口腔内に残渣《ざんさ》が生じることがある．学会分類2021（とろみ）では，濃いとろみより薄いとろみのほうが咽頭へ送り込みやすいとされる．そのほか，スライスゼリーよりクラッシュゼリーのほうが咽頭へ送り込みやすいが，コード0jやコード1jをクラッシュ状にすればコード2やコード3になるので，食事の介助方法にも注意が必要である．

耐久性が低下している場合，食事時間の延長により食事摂取量が低下することもあるので，咽頭へ送り込む時間が短くなる食形態を考慮する．ただし，咽頭機能が低下している場合は誤嚥のリスクも考慮して選択する必要がある．

5 咽頭期に問題がある人の食形態

1）嚥下のタイミング

食塊が咽頭に送り込まれると，知覚神経（舌咽神経，迷走神経）を通して延髄に情報が伝えられ，反射経路を介して瞬時に嚥下にかかわる筋肉を動かし，飲み込んでいる（嚥下反射）．高齢者では，加齢変化にともなって知覚神経が鈍くなり，嚥下反射が遅れることがある．また，嚥下反射は大脳からの制御も受けているため，脳梗塞などの中枢疾患でも情報伝達が遅れ，気道を閉鎖する前に食塊が咽頭から気管内へ流れ込み，誤嚥することがある．

特に液体は速いスピードで咽頭へ流れ込むため，コード0tやコード2のように，とろみ調整補助食品を混ぜて粘性をもたせ，ゆっくり咽頭へ進むようにして嚥下のタイミングを合わせやすくする．そのほか，食品の温度を体温より上げたり（もしくは下げる），炭酸や辛味，味付けを濃くするなどによって刺激を感じやすくすると，嚥下のタイミングが合わせやすくなる．

この場合，口腔期障害の対応方法とは逆に，嚥下のタイミングが遅い人ほど，とろみ粘度を上げて対応する．しかし，咽頭への送り込み運動が悪くて嚥下のタイミングが合わなくなっている場合は，とろみ粘度を下げたほうがタイミングを合わせやすくなるので，どの障害が主であるのかを見極めて学会分類2021（とろみ）を選択してほしい．

2）嚥下時の気道閉鎖

咀嚼中は空気が気道（鼻腔，咽頭，声門，気管）を通り呼吸している（図3）．飲み込むときは，この気道を閉鎖して誤嚥や鼻への逆流が生じないようにしている．まず軟口蓋

図3　**呼吸時の鼻咽喉頭の解剖**

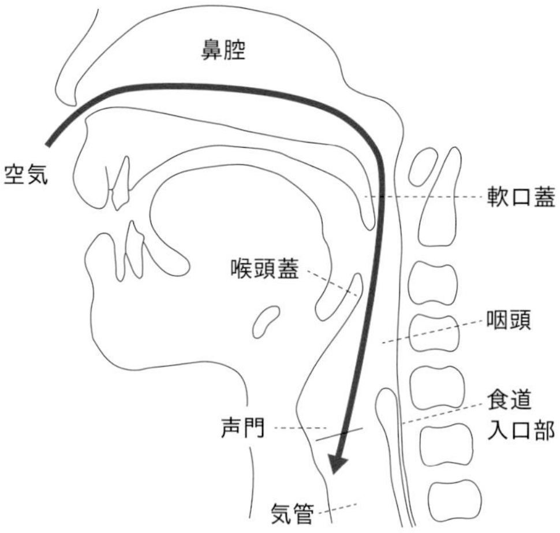

が挙上して，鼻腔と咽頭との交通を遮断する（鼻咽腔閉鎖）．同時に声門が閉じて，咽頭と気管との交通を遮断する（声門閉鎖）．さらに，喉頭蓋が倒れて咽頭と気管との交通を強く遮断している（喉頭閉鎖）．

この声門閉鎖や喉頭閉鎖が弱いと，そこに隙間が生じて気管に食塊が入りやすくなる（誤嚥）．特に液体は，その隙間から気管に入りやすい．そこで，コード 0t やコード 2 のように液体にとろみをつけることで，ばらけなくなり気管に入りにくくなる．また，コード 0j やコード 1j のようなゼリー状食品をひとかたまりで飲み込む方法もよい．ただし，不用意に咽頭へ送り込むケースでは，ゼリー状食品が気道閉鎖の前にひとかたまりのまま気管に入ることもあるので，食べさせ方，適応の判断には注意が必要である．

3）嚥下時の食道入口部の開大

気道が閉鎖されると，食道入口部が開く．呼吸中は輪状咽頭筋が収縮して食道入口部を常に閉鎖しているが，嚥下反射が生じて延髄から信号が送られると弛緩して開きやすくなる．延髄外側症候群（Wallenberg-syndrome）では，延髄からの信号が正しく送られないため食道入口部が開かなくなり，食塊が通過しにくくなる．また，食道入口部は喉頭の前上方運動にともなって開くが，その運動が低下する病態や頸椎が変形して食道入口部が狭くなる病態でも食塊が通過しにくくなる．

この場合，コード 0j やコード 1j のようなゼリー状食品をひとかたまりで通過させることは難しく，細いところでも通るコード 0t やコード 2 のような液状のほうが通りやすい．ただし，気道の閉鎖が弱いと液状のものは気管に入りやすくなるデメリットも持ち合わせているので，一口量の調整や誤嚥した場合の喀出力を考慮する必要がある．

4）嚥下時の咽頭の駆出力

食道入口部が開いても食塊は咽頭から食道に自然落下するわけではない．咽頭を取り巻く収縮筋や舌根部の運動によって咽頭腔を上から下に向かって順に狭くすることで，食塊を咽頭から食道へ絞り出すように送り込んでいる．

この駆出力が低下する病態では，付着性の高い食品は咽頭に残りやすくなるため，付着性の低い食品を選択する．また，咽頭に残留してもバラバラにならないよう凝集性の高いコード 0j やコード 0t から訓練を開始する．少し回復した場合は，付着性や凝集性の配慮は必要であるが，物性の幅が広いコード 1j やコード 2 に食上げする．ただ，同じコード 2 でも駆出力の低下や食道入口部開大が比較的悪い症例では，均質なコード 2-1 はよくても，不均質なコード 2-2 は咽頭に残留することがあるので，注意が必要である．

また，コード 0t やコード 2 のようなとろみ状食品は食塊の前半部分を食道に押し込むことができても後半部分が途切れて咽頭に残ることもあるが，コード 0j やコード 1j のようなゼリー状食品をスライス状にして丸呑みすれば，食塊の前半部分と一緒に後半部分も食道に引き込まれて咽頭に残りにくくなる．

6 食道期に問題がある人の食形態

摂食嚥下機能に問題がなくても食道狭窄など食道の器質的通過障害がある場合は，液体または液状に近いものが適切である．

（仙田直之）

文 献

1） 日本摂食嚥下リハビリテーション学会嚥下調整食委員会．日本摂食嚥下リハビリテーション学会嚥下調整食分類 2021．日摂食嚥下リハ会誌 2021；25（2）：135-149.

2） 仙田直之．摂食嚥下障害と食形態の関係．MB Med Reha 2019；238：52-57.

3） Leopold NA, Kagel MC. Swallowing, ingestion and dysphagia：a reappraisal. Arch Phys Med Rehabil 1983；64：371-373.

4） Palmer JB, Rudin NJ, et al. Coordination of mastication and swallowing. Dysphagia 1992；7（4）：187-200.

5） 仙田直之．摂食嚥下障害患者における均質なペースト食と不均質なペースト食の嚥下動態の違い．嚥下医学 2020；9（1）：71-76.

column

ゼリー状食品ととろみ状食品の使い分け

学会分類 2021（食事）ではコード 0j とコード 0t を同列にしている理由として，ゼリー状のコード番号が低く，とろみ状のコード番号が高い設定では，初心者に「新たに経口摂取をする場合，すべての症例にゼリー状のほうが適している」と誤解を招きやすいからである．

病態によってゼリー状食品から開始するほうがよい症例（表 1）と，とろみ状食品から開始したほうがよい症例（表 2）があるので，治療者が選択できるように設定されている．したがって，コード 0j から食上げする場合の次のステップの食品はゼリー状食品であるコード 1j であるが，コード 0t から食上げする場合の次のステップの食品はとろみ状食品であるコード 2-1 である．なお，複数の障害がある場合，どの病態を優先すべきか多職種で話し合い適切な食形態を選択してほしい．

表 1　**ゼリー状食品の適応**

障害の種類	ゼリー状食品がよい理由
咀嚼ができない ※咀嚼しないよう指示に従える	食塊の形状を保っている
食塊形成ができない	
気管との交通を閉鎖する力が弱い	スライスゼリーがひとかたまりのまま咽頭を通過するので気管に入りにくく，咽頭に残りにくい
咽頭から食道へ送り込む力が弱い	
食道入口部の開きが比較的よい	スライスゼリーが通過する程度の開大が必要

（仙田，2019[2] より）

表 2　**とろみ状食品の適応**

障害の種類	とろみ状食品がよい理由
ゼリーを咀嚼してバラバラにするものの，食塊形成ができない	咽頭から食道への送り込む力が弱い場合，バラバラのゼリーよりもとろみのほうが咽頭に残りにくい
口腔から咽頭への送り込む力が弱い	ゼリーは口唇から漏れたり，不用意に咽頭へ落ちたり，長時間口腔に残り離水することがある．とろみは体幹角度の調整で送り込みやすくなる．
嚥下のタイミングが遅い	ゆっくり咽頭に入りタイミングを合わせやすい
食道入口部の開きが悪い	液状のほうが細いところを通りやすい

（仙田，2019[2] より）

5

嚥下調整食の臨床的有用性

key point

- 嚥下調整食摂取は栄養状態が悪化するリスクがあるため，栄養価にも配慮する．
- 的確な嚥下機能評価に基づいた食形態の選択とその情報を，患者や家族に共有することが重要である．
- 食形態の選択だけでなく，摂食嚥下リハビリテーションの専門家の日々の熱心なケアを包括的に実践する．

摂食嚥下機能が成熟したわれわれは，食事をいただく時に安全性や効率性を食形態に求めない．どのような食形態であっても口腔内で飲み込みやすい形態に咀嚼できるからである．さらに，嚥下する能力も保たれているため，多少の咀嚼不足や液体と固形物を同時に摂食することも容易である．しかしながら，摂食嚥下障害者は必ずしもすべての形態の食物を食べられるわけではない．形態に配慮しない食べ物を無理に食すると窒息のリスクが高まる．または，食物と唾液を誤嚥しやすく，唾液中の微生物によって引き起こされる細菌感染症を発症しかねない．

嚥下調整食は咀嚼しやすく飲み込みやすい食形態に調整した食事である．前もって形態を整えているため，咀嚼機能が低下している人にとって合理的な食事であるといえる．また，嚥下機能が低下している人にとっては，食塊の粘度やばらつきがコントロールされているため，安全にかつ効率よく飲み込める．付着性の低い食物であれば嚥下効率はなお高まり，梨状窩や喉頭蓋谷への残留も少なくなる．

理論的には，嚥下調整食はこうした理由で摂食嚥下障害者にとって理想的な食事のように思われる．しかし，摂食嚥下障害者の誤嚥や窒息，その他の併発症などの重要な臨床上のアウトカムを改善することに，嚥下調整食の摂取が真に効果的であるかどうか，科学的には証明されていない．摂食嚥下障害自体がさまざまな原因で生じることから，「摂食嚥下障害ならペースト食と水分とろみ」のような画一的なアプローチがまかり通っている臨床現場ではその有用性がマスクされてしまうのかもしれない．本項では，嚥下調整食を臨床応用する価値についてランダム化比較試験（RCT）の成果（**表1，2**）をもとに，臨床応用の可能性と視点について解説する．なお，飲み物に対するとろみの効果については触れず，食形態調整に焦点を当てる．RCT は Andersen らの系統的レビュー[1] およびその後のアップデート論文[2] に加え，著者がハンドサーチで追加収集したものである．

表1　**栄養価，食形態，食回数に関する介入研究**

著者（発表年） 対象者（n） 研究デザイン	介入 対象	結果
Germain I, et al（2006）[4] 介護施設入所高齢者＋低栄養 (17名) RCT	介入群：栄養素を強化し再構築した嚥下調整食（ミンチ状，ミンチ状＋ピューレ，ピューレ） 対照群：従来の嚥下調整食（ミンチ状2種，ピューレ）	介入群で栄養摂取量が有意に増加した． エネルギー：564 kcal/日 vs. -79 kcal/日． たんぱく質：31.9 g/日 vs. -1.22 g/日． ビタミンB群およびDの増加． 体　重：3.90 kg/12週 vs. -0.79 kg/12週．
Reyes-Torres CA, et al（2019）[5] 高齢摂食嚥下障害者（40名） RCT	介入群：新作した嚥下調整食（ネクター状 51-350 cP，プリン状 1750 cP） 対照群：従来の嚥下調整食（ピューレ）	介入群で栄養摂取量が有意に増加した． エネルギー：8.7 kcal/kg vs. 6.3 kcal/kg. たんぱく質：0.4 g/kg vs. 0.1 g/kg. 介入群で栄養指標が有意に増加した． 体重：3.3 kg vs. 0.07 kg 握力：2.8 kg vs. 1.9 kg
Taylor KA, et al（2006）[6] 介護施設入所高齢者（31名） クロスオーバー RCT	介入群：1日5回の嚥下調整食（1回量を減らし食間に2食加えることで1日提供量をほぼ同じにする） 対照群：1日3回の嚥下調整食	摂取カロリー群間差を認めなかった． 介入群で水分摂取量が 76 mL/日多かった．
Groher ME（1987）[7] 偽性球麻痺高齢患者（56名） RCT	介入群：やわらかい機械食（IDDSI レベル4～5相当と考えられる）＋とろみ水 対照群：ピューレ食＋とろみなし水	観察期間6カ間内に介入群で誤嚥性肺炎発症率が少なかった（計5回 vs. 28回）．

1　嚥下調整食の栄養価に配慮

嚥下調整食は食事であるため，その主要なアウトカムとしての栄養状態の変化を忘れてはならない．嚥下調整食は加水調理が必要であり，単位重量当たり栄養価が減少する懸念がある．嚥下調整食摂取者は常食摂取者に比べ，入院中の栄養摂取量が少ない（エネルギー：930 kcal vs. 1,468 kcal．たんぱく質：40 g vs. 60 g）ことも報じられている[3]．つまり，誤嚥や窒息予防にばかり気をとられ形態のみに配慮した嚥下調整食では，患者の栄養状態が悪化していく．

臨床介入研究では嚥下調整食の栄養価および食形態は栄養状態の改善に寄与することが報じられている（表1）．Germainらは入所高齢者を対象に栄養素を強化した嚥下調整食を用いたRCTを実施した[4]．栄養強化した嚥下調整食の導入によって栄養摂取量が顕著に増加し，その結果栄養状態の改善が認められた．また，Reyes-Torresらは調理の専門家とともに嚥下調整食を新作した[5]．栄養価を強化したかどうかは明確に記載されていないものの，形態に特別配慮した調理をすることによって，体重および握力といった重要な栄養指標が改善することも報告されている．嚥下調整食の形態のみならず，栄養価も加え

表 2　嚥下調整食の選定を含む専門的介入に関する介入研究

著者（発表年） 対象者（n） 研究デザイン	介入 対象	結果
DePippo KL, et al（1994）[8] 脳卒中後摂食嚥下障害者＋入院リハビリテーション（115 名） 3 群 RCT	高強度介入群：嚥下造影検査（VF）で評価した結果をもとに専門家が食形態を決定し，さらに毎日の食事管理でリハビリテーション指導が実施された． 低強度介入群：VF で評価した結果をもとに専門家が食形態を決定し，専門家が食形態見直しに毎週かかわった． 対照群：VF で評価した結果をもとに専門家が食形態を推奨したが，患者または家族が食形態を決定した．	入院期間中（約 2 カ月）に，肺炎，脱水，栄養の欠乏，窒息，死亡の発生に群間に有意な差を認めなかった．
Carnaby G, et al（2006）[9] 脳卒中直後の摂食嚥下障害者（306 名） 3 群 RCT	高強度介入群：VF をルーティンかつ必要時に実施したうえで，言語聴覚士が週 5 回 1 カ月間の直接的な嚥下運動療法に加え適切な食形態調整を実施した． 低強度介入群：VF をルーティンに実施し代償的リハビリテーション戦略に基づいて週 3 回，1 カ月間言語聴覚士が指導した． 通常群：主治医の指示で実施される通常の治療が行われた．	介入群は通常群に比べ 6 カ月後の通常食移行が多かった〔相対リスク（RR）1.19〕ものの有意差は認められなかった． 介入群は嚥下機能が向上し，合併症が少なく（RR 0.73），肺炎が少なかった（RR 0.56）． 高強度介入群は低強度介入群に比べ通常食移行が多く（$p = 0.04$），嚥下機能が向上し（$p = 0.02$），肺炎が少なかった（$p = 0.003$）．

た双方に注力し，漠然と継承している従来の嚥下調整食をアップデートすることに着手するべきかもしれない．

2 嚥下調整食の sip feeding の効果

1 日 3 回を超える嚥下調整食の提供について，限られた情報ではあるがRCTが存在する．“Sip feeding”とは 1 回の食事で提供量を増やすのではなく，食事回数を増やすことで「少しずつちびちびと」食べることを勧める栄養管理手法である．Taylor らは 5 回に分割した嚥下調整食を導入する RCT を行った[6]．しかしながら結果はかんばしくなく，1 日提供量を同じにした嚥下調整食の分割食だけでは栄養摂取量増加の期待はできないようである．

3 嚥下調整食を用いた専門的介入

数十年前の嚥下調整食の質は今では想像ができないほどさまざまなレベルのものが存在したと考えられる．同様に摂食嚥下リハビリテーションの専門家の質も多様だったかもしれない．非常に古い研究ではあるものの，嚥下調整食の形態に配慮することのみで明らかに肺炎発症率が減少するという RCT（1987 年）も存在する[7]．一方で，1994 年に発表された RCT では，食形態の決定を専門家ではなく本人や家族がした場合であっても，臨床上の重要なアウトカム（肺炎，脱水，死亡など）に影響しなかった[8]．この研究では嚥下造影検査（VF）の評価結果をもとに食形態の推奨を本人および家族に提供している．専門家の判断を仰いだうえで決定した食形態であれば，予後に重大な影響を及ぼさないといえる．食べる意欲や希望にいかに沿うかを検討することも１つの介入方法かもしれない．

Carnabyらが実施した大規模RCTの結果は，言語聴覚士が嚥下調整食の選択を含め高強度に介入することの価値を強調している[9]．VFの結果をもとにした食形態の選択が脳卒中後摂食嚥下障害の常食形態への移行を後押しした．さらに，言語聴覚士が高頻度にかかわることによって肺炎および他の合併症が減り，常食形態への移行がさらに進むことがわかった．実臨床でルーティンにVFを行い，言語聴覚士の毎日の介入を実践するには施設ごとに障壁があるかもしれない．しかしながら，信頼性・妥当性のある嚥下機能の問題抽出と思慮深い嚥下調整食の選択，日々の熱心なケアという形で，これに準じたアプローチが可能であると思われる．

（前田圭介）

文 献

1） Andersen UT, Beck AM, et al. Systematic review and evidence based recommendations on texture modified foods and thickened fluids for adults（≥18 years）with oropharyngeal dysphagia. e-SPEN Journal 2013；8：e127-e134.

2） Beck AM, Kjaersgaard A, et al. Systematic review and evidence based recommendations on texture modified foods and thickened liquids for adults（above 17 years）with oropharyngeal dysphagia - An updated clinical guideline. Clin Nutr 2018；37（6 Pt A）：1980-1991.

3） Wright L, Cotter D, et al. Comparison of energy and protein intakes of older people consuming a texture modified diet with a normal hospital diet. J Hum Nutr Diet 2005；18（3）：213-219.

4） Germain I, Dufresne T, et al. A novel dysphagia diet improves the nutrient intake of institutionalized elders. J Am Diet Assoc 2006；106（10）：1614-1623.

5） Reyes-Torres CA, Castillo-Martínez L, et al. Design and implementation of modified-texture diet in older adults with oropharyngeal dysphagia：a randomized controlled trial. Eur J Clin Nutr 2019；73（7）：989-996.

6） Taylor KA, Barr SI. Provision of small, frequent meals does not improve energy intake of elderly residents with dysphagia who live in an extended-care facility. J Am Diet Assoc 2006；106（7）：1115-1118.

7） Groher M. Bolus management and aspiration pneumonia in patients with pseudobulbar dysphagia. Dysphagia 1987；1：215-216.

8） DePippo KL, Holas MA, et al. Dysphagia therapy following stroke：a controlled trial. Neurology 1994；44（9）：1655-1660.

9） Carnaby G, Hankey GJ, Pizzi J. Behavioural intervention for dysphagia in acute stroke：a randomised controlled trial. Lancet Neurol 2006；5（1）：31-37.

6

嚥下調整食対象者の栄養状態

key point

- 嚥下調整食対象者は低栄養状態，サルコペニアを認める割合が高い．
- 嚥下調整食は食事摂取量の低下，エネルギーやたんぱく質などの摂取量低下を認める．
- 嚥下調整食は食欲低下を招くため，食事の見た目を改善することが重要である．
- 嚥下調整食対象者の問題点を多職種で共有し，食支援を行う．

嚥下調整食は，食事を安全に摂取するために，かたさ，凝集性，付着性に配慮して調理した食形態である．一般的に，嚥下調整食は脳卒中，筋萎縮性側索硬化症（ALS）やパーキンソン病などの神経変性疾患，認知症，頭頸部に影響を及ぼす外傷または悪性新生物の患者，高齢者に提供されている．これらの患者は低栄養状態を認めやすい．また，摂食嚥下機能の低下にともない誤嚥の危険性が高いと考えられる．不適切な食形態の提供は，脱水，誤嚥性肺炎，窒息，再入院率および死亡率のリスクを上昇させる原因になる．さらに，後述するように嚥下調整食摂取は，栄養摂取量の低下，食欲低下を招き，低栄養状態またはサルコペニアと関連し（図1），生活の質（QOL：quality of life）の低下と関連する．そのため，見た目や栄養密度に配慮し，適切な食形態の提供が必要である．

1 嚥下調整食対象者と低栄養状態

多くの研究で嚥下調整食の摂取は，栄養状態を低下させる要因として報告されている．加えて，嚥下調整食対象者の多くは，摂食嚥下機能低下または障害を有している可能性が高い．摂食嚥下障害は低栄養状態を招き，低栄養状態は摂食嚥下機能を低下させる原因である．過去の報告では摂食嚥下障害と低栄養状態のどちらも有する患者の割合は約3～

図1　嚥下調整食摂取と低栄養状態およびサルコペニアの関連性

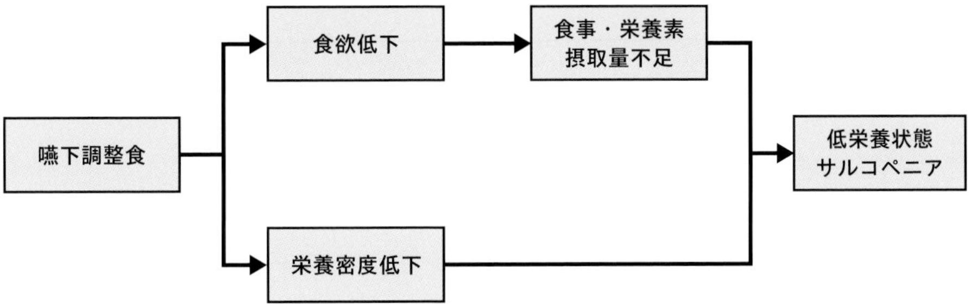

29％と推測されている[1]．また，嚥下調整食対象者と栄養状態の関連性を調査したシステマティックレビューにおいて，嚥下調整食摂取と低栄養状態が関連することが示されている[2]．

2 嚥下調整食が低栄養状態およびサルコペニアを招く原因

1）嚥下調整食が栄養素摂取に及ぼす影響

嚥下調整食対象者において，栄養素摂取量の不足が低栄養状態およびサルコペニアを招く1番の原因であると考えられる．多くの研究において嚥下調整食摂取者は，常食摂取者と比較して食事摂取量，エネルギー，たんぱく質，カルシウム，食物繊維などの栄養素摂取量が低いことが報告されている[1,3,4]．さらに，嚥下調整食対象者の栄養素摂取に関するシステマティックレビューでは，嚥下調整食摂取者は常食摂取者と比較してエネルギーが273.8 kcal，たんぱく質が12.4 g低いことが示されている[4]．つまり，嚥下調整食を約1カ月摂取することで，体重が1 kg減少してしまう可能性がある．そのため，嚥下調整食対象者に対する早期からの食事摂取量増加をめざした食支援が必要である．

2）嚥下調整食が食欲に及ぼす影響

上述のように嚥下調整食摂取者は常食摂取者と比較して食事摂取量などが少ない．その理由として，食欲低下が関連していると考えられている．嚥下調整食は調理の過程で見た目，香り，味などが常食に比して劣る場合が多い．とくに，食事の見た目は食欲に大きく影響を与える因子である．摂食嚥下の5期モデルでは食物認知が第一段階であり，食事の見た目が摂食行動において重要な要因であることは理解できるであろう．さらに，2012年にKellerらは，嚥下調整食は食欲増進のために見た目を改善することが重要であると報告した[3]．2022年にはOkamotoらが，健常者において食欲と関連する脳の扁桃体活動に嚥下調整食の見た目が影響を与えると報告している[5]．この研究では，見た目を改善した嚥下調整食の画像と，同じ食品をピューレ状に調理した画像とを見比べた場合，見た目を改善した嚥下調整食の画像は有意に扁桃体の活動を活発化させることが示されている．また，回復期リハ病棟に入院中の高齢者における摂取している食形態と食欲の関連性を調査した研究を紹介する[6]．嚥下調整食を摂取している患者は常食を摂取している患者と比較して食欲低下を認める割合が高かった．加えて，摂取している食形態が常食からミキサー食へと移行すると食欲低下を認める割合が増加していた．これらの知見から，嚥下調整食の見た目を改善することが嚥下調整食対象者の栄養状態を改善するために有効と考えられる．長期療養施設入所者を対象にミキサー食を再成型した食形態と通常のミキサー食を比較した場合，ミキサー食を再成型することで食事摂取量増加に導くことが示されている[7]．嚥下調整食の見た目を改善することは調理従事者やコスト面で負担がかかる．しかし，嚥下調整食対象者の栄養状態を改善するためには有効な手段であり，嚥下調整食の見た目の改善に取り組むべきである．

3）嚥下調整食の栄養密度低下

嚥下調整食は，摂食嚥下機能に適した食形態に調整する過程で加水や特殊な調理を行うため，栄養密度が低下する．中でも，ピューレ状の食形態（ミキサー食）の一般的な調理方法は，材料 1（たとえば，100 g）に対して水 1（100 mL）を添加して作成する．したがって，ミキサー食の全体量は 2 倍に増加するが，逆に栄養密度は 1/2 に低下する．また，嚥下調整食対象者は，摂食嚥下機能が低いため食事時間が延びがちである．そのため，食事摂取量が減少し，さらに栄養密度の低下が栄養素摂取量を低下させ，低栄養状態やサルコペニアを招くと考えられる．管理栄養士や調理従事者は，嚥下調整食の栄養密度を低下させないように，油脂類の添加や栄養素を強化するパウダーなどの使用を検討する必要がある．

3 質の高い嚥下調整食提供のための教育的介入

これまで述べたように，嚥下調整食対象者には見た目および栄養密度に配慮した質の高い嚥下調整食の提供が必要である．そのためには，日本摂食嚥下調整食学会分類 2021（学会分類 2021）[8] または国際的な嚥下調整食の基準である International Dysphagia Diet Standardization Initiative：IDDSI[9] フレームワーク ver2.0（以下，IDDSI フレームワーク ver2.0）（図 2）を用いて食形態を標準化することが有効である．しかし，学会分類 2021 や IDDSI フレームワーク ver2.0 に準拠した嚥下調整食を適切に調理するためには専門的な知識を要する．また，調理従事者の負担増加やモチベーションの問題などが導入障壁になる場合がある．この問題を解決するためには，医師，管理栄養士，言語聴覚士などの摂食嚥下にかかわる専門職が調理従事者に対して個別化した教育的介入を行う必要がある．

調理従事者への個別化した教育的介入は，ニュージーランドの 5 カ所の高齢者施設で IDDSI フレームワーク ver2.0 を導入するために実施された研究[10] が参考になる．この研究では，以下の 4 点を用いて調理従事者に対して教育的介入を実施した．①個々の施設に適した嚥下調整食作成のための資料，および導入計画の配布，②医師，管理栄養士，言語聴覚士などの専門家からの調理従事者に対する意見，③スタッフのモチベーションを上げ，基準化された嚥下調整食導入へ巻き込むための戦略，④提供した嚥下調整食に対する反省と専門家の評価，である．これらの介入を 6 カ月間実施することで調理従事者の嚥下調整食に対する知識および IDDSI フレームワーク ver2.0 導入のモチベーションが向上したと報告している．わが国においても施設ごとに調理従事者への嚥下調整食の必要性

Memo

IDDSI フレームワーク ver2.0：IDDSI フレームワーク ver2.0 は世界的に用いられている嚥下調整食の基準である．わが国で用いられている学会分類 2021 と類似した嚥下調整食の基準である．学会分類 2021 と IDDSI フレームワーク ver2.0 の互換については本書 p.57～を参照してほしい．国際的な雑誌に掲載される嚥下調整食の論文では IDDSI フレームワーク ver2.0 が用いられる場合がある．海外の最新知見を臨床現場に応用するために IDDSI フレームワーク ver2.0 を理解することを勧める．

図2　IDDSI フレームワーク ver2.0

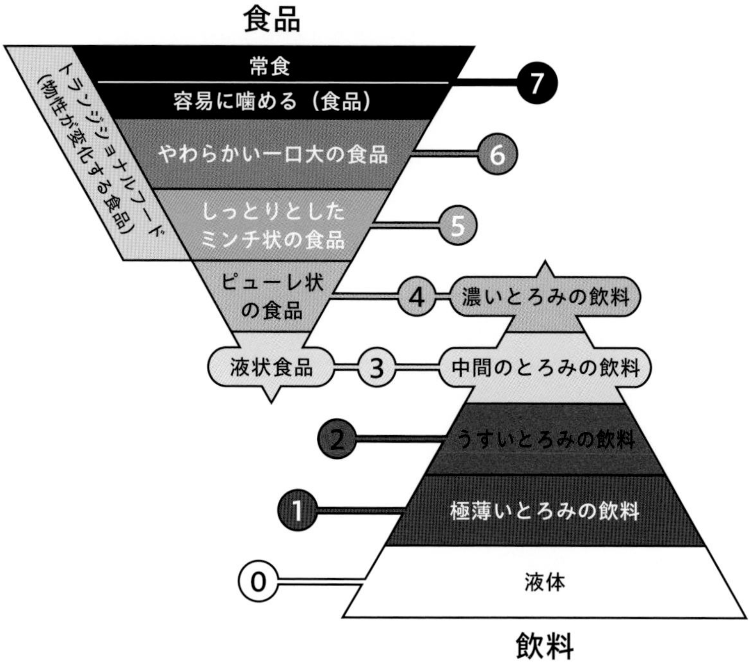

(IDDSI, 2019[9)] より)

表1　嚥下調整食提供における問題点と必要な介入

嚥下調整食の問題点	必要な介入
食欲低下 食事全体量の増加 食事摂取量低下	見た目改善 嚥下調整食の標準化
エネルギー摂取量低下 たんぱく質摂取量低下 微量栄養素摂取量低下 栄養密度低下	栄養密度増加 調理従事者への教育

を理解するための教育的介入を行い，質の高い嚥下調整食を提供するための環境づくりをめざすことが望ましい．

嚥下調整食対象者は低栄養状態およびサルコペニアに陥りやすい．そして，対象者の栄養状態を改善するためには，質の高い嚥下調整食の提供が必要不可欠である．嚥下調整食に関する問題点と必要な介入に関して表1に示す．この問題点と介入法を医師，管理栄養士，言語聴覚士，調理従事者などの多職種で共有し，質の高い嚥下調整食の提供をめざしてほしい．

（清水昭雄）

文 献

1) Ueshima J, Shimizu A, et al. Nutritional management in adult patients with dysphagia：position paper from Japanese Working Group on Integrated Nutrition for Dysphagic People. J Am Med Dir Assoc 2022；23（10）：1676-1682.
2) Wu XS, Miles A, Braakhuis A. Nutritional Intake and Meal Composition of Patients Consuming Texture Modified Diets and Thickened Fluids：A Systematic Review and Meta-Analysis. Healthcare（Basel）2020；8（4）：579.
3) Keller H, Chambers L, et al. Issues associated with the use of modified texture foods. J Nutr Health Aging 2012；16（3）：195-200.
4) Wu XS, Shi LB, et al. Single-incision laparoscopic cholecystectomy versus multi-incision laparoscopic cholecystectomy：a meta-analysis of randomized clinical trials. J Laparoendosc Adv Surg Tech A 2013；23（3）：183-191.
5) Okamoto K, Tanaka S, et al. Food appearance affects reward-related brain activity in healthy adults：a functional magnetic resonance imaging study. Int J Food Sci Nutr 2022；73（8）：1116-1123.
6) Shimizu A, Fujishima I, et al. Texture-Modified Diets are Associated with Poor Appetite in Older Adults who are Admitted to a Post-Acute Rehabilitation Hospital. J Am Med Dir Assoc 2021；22（9）：1960-1965.
7) Pu D, Choi Y-Y, et al. Modifying puree meals in residential aged care facilities：A multi-centre feasibility and acceptability study. Geriatrics 2021；6（4）：108.
8) 日本摂食嚥下リハビリテーション学会嚥下調整食委員会．日本摂食嚥下リハビリテーション学会嚥下調整食分類2021．日摂食嚥下リハ会誌 2021；25（2）：135-149.
9) IDDSI. https://iddsi.org/framework/
10) Wu XS, Miles A, Braakhuis A. The effectiveness of International Dysphagia Diet Standardization Initiative-tailored interventions on staff knowledge and texture-modified diet compliance in aged care facilities：A pre-post study. Curr Dev Nutr 2022；6（4）：nzac032.

7

摂食嚥下障害者に対する栄養管理

key point

- 栄養評価法には栄養スクリーニングと栄養アセスメントがあり，低栄養診断とともに対象者の特性に応じた適切な手法を選択する．
- 栄養管理を行う際は，摂食嚥下障害の病態や予後をもとに長期目標，短期目標を設定する．
- 必要栄養量は病態や活動量, 低栄養やサルコペニアの有無を考慮して設定する．
- 摂食嚥下機能に応じて適切な栄養管理法を選択し，重度であれば間欠的経口食道経管栄養法を含む経管栄養法を実施する．
- 経管栄養から嚥下調整食，常食へと移行するすべての段階で，必要栄養量を充足できるよう栄養プランを作成する．

1 摂食嚥下障害と低栄養

摂食嚥下障者では低栄養が多く認められる．急性期病院では摂食嚥下障害者は非摂食嚥下障害者よりも低栄養の割合が多い（45％ vs 18％）[1]．回復期リハビリテーション病棟では，嚥下機能が良好なほど低栄養や低栄養・サルコペニア併存状態に陥っている可能性が低い[2]．摂食嚥下障害と低栄養の両方を認める患者は，①摂食嚥下障害が先に生じ，その後に低栄養が生じている，②低栄養が先に生じ，その後に摂食嚥下障害が生じている，③それぞれが第３の要因により独立して生じている，のいずれかである．①については食事摂取量の低下，脳血管疾患などの摂食嚥下障害の原因疾患に起因する侵襲などが栄養状態を悪化させる要因である．一方，②については全身や嚥下関連筋のサルコペニアにともなう摂食嚥下障害，疲労感や虚弱による食事時の耐久性低下，免疫力低下にともなう誤嚥性肺炎などが機序として考えられる．低栄養と障害との相互関係を低栄養－障害サイクルとよび，とくに低体重と摂食嚥下障害との間の相互作用を示唆する報告が多い（図 1）[3]．したがって，低栄養患者には摂食嚥下障害の評価を，摂食嚥下障害者には栄養評価を行うことが重要である．

2 摂食嚥下障害者に対する栄養評価

一般的に栄養評価とは栄養スクリーニングと栄養アセスメントの２つを指す．栄養スクリーニングは, 簡易な方法で低栄養やそのリスクを抱える対象者を抽出する手法である．

図1　低栄養—障害サイクル仮説

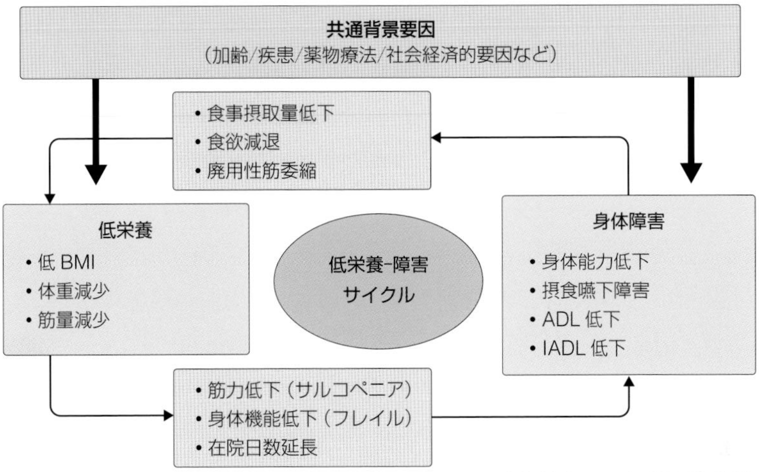

(Nishioka et al, 2023[3] より)

図2　Mini Nutritional Assessment-Short Form（MNA®-SF）

簡易栄養状態評価表
Mini Nutritional Assessment-Short Form
MNA®

Nestlé Nutrition Institute

氏名:

性別:　　年齢:　　体重:　　kg　身長:　　cm　調査日:

下の□欄に適切な数値を記入し、それらを加算してスクリーニング値を算出する。

スクリーニング

A　過去 3 ヶ月間で食欲不振、消化器系の問題、そしゃく・嚥下困難などで食事量が減少しましたか？
0 = 著しい食事量の減少
1 = 中等度の食事量の減少
2 = 食事量の減少なし　□

B　過去 3 ヶ月間で体重の減少がありましたか？
0 = 3 kg 以上の減少
1 = わからない
2 = 1～3 kg の減少
3 = 体重減少なし　□

C　自力で歩けますか？
0 = 寝たきりまたは車椅子を常時使用
1 = ベッドや車椅子を離れられるが、歩いて外出はできない
2 = 自由に歩いて外出できる　□

D　過去 3 ヶ月間で精神的ストレスや急性疾患を経験しましたか？　□
0 = はい　　2 = いいえ

E　神経・精神的問題の有無
0 = 強度認知症またはうつ状態
1 = 中程度の認知症
2 = 精神的問題なし　□

F1 BMI(kg/m^2) : 体重(kg)÷身長(m)^2
0 = BMI が19 未満
1 = BMI が19 以上、21 未満
2 = BMI が21 以上、23 未満
3 = BMI が 23 以上　□

BMI が測定できない方は、F1 の代わりに F2 に回答してください。
BMI が測定できる方は、F1 のみに回答し、F2 には記入しないでください。

F2 ふくらはぎの周囲長(cm) : CC
0 = 31cm未満
3 = 31cm以上　□

スクリーニング値
(最大 : 14ポイント)　□□

12-14 ポイント:　栄養状態良好
8-11 ポイント:　低栄養のおそれあり (At risk)
0-7 ポイント:　低栄養

Ref.　Vellas B, Villars H, Abellan G, et al. *Overview of the MNA® - Its History and Challenges.* J Nutr Health Aging 2006;10:456-465.
Rubenstein LZ, Harker JO, Salva A, Guigoz Y, Vellas B. *Screening for Undernutrition in Geriatric Practice: Developing the Short-Form Mini Nutritional Assessment (MNA-SF).* J. Geront 2001;56A: M366-377.
Guigoz Y. *The Mini-Nutritional Assessment (MNA®) Review of the Literature - What does it tell us?* J Nutr Health Aging 2006; 10:466-487.
Kaiser MJ, Bauer JM, Ramsch C, et al. *Validation of the Mini Nutritional Assessment Short-Form (MNA®-SF): A practical tool for identification of nutritional status.* J Nutr Health Aging 2009; 13:782-788.
® Société des Products Nestlé, S.A., Vevey, Switzerland, Trademark Owners
© Nestlé, 1994, Revision 2006. N67200 12/99 10M
さらに詳しい情報をお知りになりたい方は、**www.mna-elderly.com** にアクセスしてください。

(Kaiser et al, 2009)[7]

これに対して栄養アセスメントは，病歴，栄養歴，血液検査，臨床所見，身体測定などから詳細に栄養状態を把握するプロセスである．栄養アセスメントには，低栄養の有無や程度を評価するための手法と，低栄養以外の栄養問題（過栄養や微量栄養素欠乏など）も含めて総合的に栄養状態を判定するための手法が含まれる．原則として，栄養アセスメントは栄養スクリーニングにより抽出された患者に対して実施する．一方で，近年では低栄養を疾患のように診断する「低栄養診断」の概念も普及している[4,5]．摂食嚥下障害者を専門とする管理栄養士は，すべての摂食嚥下障害者に対する栄養アセスメントや多職種による摂食嚥下機能の把握，低栄養診断を実施することが推奨される[6]．

栄養スクリーニングのための手法としてMini Nutritional Assessment®-Short Form（MNA®-SF）（図2）[7]，Nutritional Risk Screening（NRS2002），Malnutrition Universal Screening Tool（MUST），Short Nutritional Assessment Questionnaire（SNAQ）などさまざまなツールが開発されている[4]．摂食嚥下障害者に特化した栄養スクリーニングツールは現時点で存在しておらず，急性期病院であればNRS2002，脳卒中患者であればMUST，高齢者であればMNA®-SFなど，対象者の特性と使いやすさに応じて選択することが望ましい．回復期リハビリテーション病棟入院患者においては，修正カットオフ値を用いてMNA®-SF（低栄養：0～5点，低栄養リスクあり：6～7点，栄養状態良好：8～14点）で栄養スクリーニングを行う方法の妥当性が確認されている[8]．

低栄養を詳細に判定するための栄養アセスメント手法としてはSubjective Global Assessment（SGA），patient-generated SGA（PG-SGA），Mini Nutritional Assessment（MNA）があり[4]，リハビリテーション施設入所者ではPG-SGAの妥当性が高いとされている[5]．低栄養を判定するための診断基準としてはGlobal Leadership Initiative on Malnutritionによる診断基準（GLIM基準）がよく用いられている[9]．GLIM基準では，最初のステップで妥当性検証済の栄養スクリーニングツールにより栄養リスクを判定し，次に表現型基準（phenotypic criteria）と病因基準（etiologic criteria）にそれぞれ該当するかどうかを評価する．表現型基準，病因基準双方の基準を満たす場合に低栄養と診断する（図3）[9,10]．

3 長期・短期目標と必要栄養量の算出

摂食嚥下障害者に対して栄養管理を行う際は，摂食嚥下障害の病態や予後を踏まえて長期目標・短期目標を設定する．長期目標とは，退院時や摂食嚥下リハビリテーションプログラム終了予定時の目標である．たとえば，「経口摂取が自立し，見守り歩行の状態で自宅退院する」と設定し，「常食を3食経口摂取して必要栄養量を充足し，体重が5 kg（skeletal muscle mass index＋1.0 kg/m^2）増加した状態で自宅退院する」などが長期目標となる．これに基づいて，短期目標（例：嚥下調整食学会分類コード4相当の嚥下食を3食経口摂取して必要栄養量を充足し，体重が1 kg増加する）を設定する．

必要栄養量の算出法には，①基礎代謝量を推定し，活動因子，侵襲因子を乗じて算出す

図3 GLIM (Global Leadership Initiative on Malnutrition) による低栄養診断基準 (GLIM 診断基準)

妥当性のあるスクリーニングツールでリスクあり

⇩

表現型基準 (phenotypic criteria)

①意図しない体重減少
＞5 %6カ月または＞10 %6カ月以上
②BMI (kg/m^2) 低値
＜20 (＜70歳) または＜22 (＞70歳)
＜18.5 (＜70歳) または＜20 (＞70歳)*
③筋量減少
妥当性のある方法で減少を確認
四肢骨格筋指数 (SMI) が
男性＜7.0 kg/m^2 女性＜5.7 kg/m^2 (BIA法)
男性＜7.0 kg/m^2 女性＜5.4 kg/m^2 (DXA法)
など

病因基準 (etiologic criteria)

①食事摂取量低下/同化障害
・推定必要量の50 %以下が1週間以上持続
または摂取量減少が2週間以上持続
・同化・吸収に悪影響を与える慢性的な
消化器症状の存在
(嚥下障害・嘔気・下痢・便秘など)
②疾患/炎症
急性疾患/外傷または慢性疾患の存在

⇩

少なくとも1つの表現型，原因に該当
＝低栄養と診断

⇩

重症度判定 (表現型に基づく)

*アジア人のためのカットオフ値.

(Cederholm et al, 2019[9] 西岡, 2020[10]より)

表1 回復期リハビリテーション病棟における活動係数の例

活動レベル	行動因子
車椅子全介助	1.1～1.2
日中車椅子：歩行練習開始	1.2～1.3
日中車椅子：病棟歩行開始	1.3～1.4
日中 (杖) 歩行：ADL 練習主体	1.4～1.5
日中 (杖) 歩行：階段昇降や筋トレなど負荷量の多い練習主体	1.5～1.7

(長崎リハビリテーション病院管理栄養士業務マニュアルより抜粋)

る，②間接熱量計を用いて安静時代謝量を推定し，活動因子を乗じて算出する，③体重×熱量 (kcal) の簡易式で算出する，などの方法があり，①がもっともよく用いられる．活動因子は患者の日常生活動作 (ADL)，リハビリテーションプログラム，日中の活動量を考慮して設定する (表1)．侵襲因子は特別な侵襲のない患者では1.0とする．ステージG4～5の慢性腎臓病 (CKD) 患者，褥瘡患者，慢性閉塞性肺疾患 (COPD) 患者などでは1.1～1.2，頸髄損傷による四肢麻痺患者などは0.9程度に設定することが勧められる．

低栄養やサルコペニアを有する摂食嚥下障害者に対しては，必要栄養量に栄養状態改善を考慮したエネルギー蓄積量を付加して総エネルギー必要量を算出することが望ましい[4]．体重1 kgに約7,500 kcalが蓄積されているとみなし，目標体重増加量を乗じて目標達成日数で除することでエネルギー蓄積量が算出できる．栄養状態が良好な患者，機能予後

図 4　経管栄養から経口摂取への移行期における栄養プランニングのイメージ

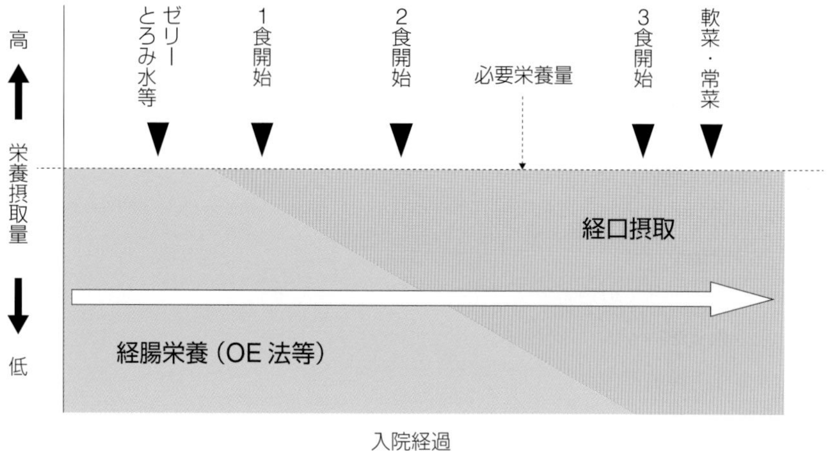

OE：intermittent oro-esophageal tube feeding.

（西岡，2023[4] より）

不良患者，終末期の患者ではエネルギー蓄積量を付加することは避ける．

④ 栄養管理ルートおよび栄養プランニング

原因疾患の病態，摂食嚥下機能とその予後により栄養管理法を選択する．経口摂取が困難または不十分で消化管機能が正常であれば，経管栄養法の適応となる．栄養管理法としては経口的に栄養チューブを挿入して食道に留置し，栄養投与後にチューブを抜去する間欠的経口食道経管栄養法（OE 法：intermittent oro-esophageal tube feeding）が摂食嚥下障害の改善に有利である[11]．これはチューブ挿入そのものが摂食嚥下訓練となること，栄養チューブのない状態で直接訓練が実施できることなどによる．長期にわたり経口摂取のみで必要最低限の水分や栄養素の摂取が困難だと想定される場合は，胃瘻造設などを検討する．

経管栄養から経口摂取に移行する場合は，いずれの段階においても必要栄養量が充足できるように栄養プランを立案する必要がある（図 4）[4]．嚥下調整食学会分類コードに応じた嚥下食の約束食事箋を整備することが求められる．エネルギー蓄積量を含めた必要栄養量を充足させるためには献立上で栄養密度の高い食品（牛乳，生クリーム，脂質の多い青魚など）を用いたり，中鎖脂肪酸オイル，プロテインパウダーなどの栄養強化製品を使用するとよい．場合によっては摂食嚥下機能に応じた物性の栄養補助食品を利用する．

栄養プランを実施したら，摂食嚥下機能，日常生活動作，栄養摂取量，体重，骨格筋量などをモニタリングする．栄養状態とともに血糖コントロール不良，血清脂質濃度上昇，脂肪肝，体脂肪の過剰蓄積など栄養療法にともなう悪影響が生じていないか評価することが重要である．

（西岡心大）

column

疾患別の摂食嚥下障害とその予後

原因疾患により摂食嚥下障害の予後は異なる．脳卒中患者では発症直後が摂食嚥下障害がもっとも重度で経管栄養を要することも多いが，その後自然経過とともにある程度改善する．認知症患者では最重度となるまでは摂食嚥下機能は比較的保たれるため，食べやすい食形態により栄養状態の維持・改善を図る必要がある．筋萎縮性側索硬化症（ALS）患者では，発症後数年の経過で摂食嚥下機能が悪化するため，体重減少など低栄養の症状により疾患自体の発症に気づくこともある．低栄養が重度であれば経管栄養を早期に導入する場合もあるが，最終的にすべての患者で重度摂食嚥下障害が生じるため，症状の進行に応じて胃瘻造設を本人の希望をもとに検討する．いずれの疾患でも栄養管理が不適切で栄養状態が悪化すると，摂食嚥下障害が増悪・遷延する可能性があるため，本人や家族が治療を望まない場合や終末期を除いては適切な栄養管理が不可欠である．

文 献

1） Carrión S, Cabré M, et al. Oropharyngeal dysphagia is a prevalent risk factor for malnutrition in a cohort of older patients admitted with an acute disease to a general hospital. Clin Nutr 2015；34（3）：436-442.

2） Nishioka S, Matsushita T, et al. Prevalence and associated factors of coexistence of malnutrition and sarcopenia in geriatric rehabilitation. Nutrients 2021；13（11）：3745.

3） Nishioka S, Wakabayashi H. Interaction between malnutrition and physical disability in older adults：is there a malnutrition-disability cycle? Nutr Rev 2023；81（2）：191-205.

4） 西岡心大．回復期リハビリテーション病棟における低栄養への対策．臨床栄養 2023；142（4）：502-508.

5） Marshall S, Young A, et al. Malnutrition in Geriatric Rehabilitation：Prevalence, Patient Outcomes, and Criterion Validity of the Scored Patient-Generated Subjective Global Assessment and the Mini Nutritional Assessment. J Acad Nutr Diet 2016；116（5）：785-794.

6） Ueshima J, Shimizu A, et al. Nutritional Management in Adult Patients With Dysphagia：Position Paper From Japanese Working Group on Integrated Nutrition for Dysphagic People. J Am Med Dir Assoc 2022;23（10）：1676-1682.

7） Kaiser Mj, Bauer JM, et al. Validation of the Mini Nutritional Assessment short-form（MNA®-SF）：A practical tool for identification of nutritional status. J Nutr Heal Aging 2009；13（9）：782-788.

8） Nishioka S, Omagari K, et al. Concurrent and predictive validity of the Mini Nutritional Assessment Short-Form and the Geriatric Nutritional Risk Index in older stroke rehabilitation patients. J Hum Nutr Diet 2020；33（1）：12-22.

9） Cederholm T, Jensen GL, et al. GLIM criteria for the diagnosis of malnutrition-A consensus report from the global clinical nutrition community. Clin Nutr 2019；38（1）：1-9.

10）西岡心大．栄養スクリーニング・アセスメント．In：岡田晋吾編．キーワードでわかる臨床栄養　令和版：羊土社；2020.

11）日本摂食嚥下リハビリテーション学会医療検討委員会．間欠的口腔食道経管栄養法の標準的手順．日摂食嚥下リハ会誌 2015；19（3）：234-238.

8 在宅介護者に嚥下調整食を指導する際のポイント

key point

- 嚥下調整食は特別な食事というイメージを払拭するような支援が望まれる．
- 忙しい介護の中に食事の準備がある．できるだけ簡単で時間短縮できる工夫が望まれる．
- 摂取エネルギー・栄養量が不足しているときは，経口的栄養補助（ONS）を活用する．

在宅介護で，嚥下調整食が必要な場合の多くは，身体的な介護と同時に精神的な介護も必要とされる．摂食嚥下障害は誤嚥や窒息，低栄養や脱水のリスクが高く，嚥下調整食は栄養補給の手段でもあり，在宅生活を生きがいのあるものにするための楽しみやコミュニケーション手段でもある．嚥下調整食をつくらなければと思うと憂うつになると話す介護者もいる一方，「○○を食べさせたいがどうやって調理すればいいのか」「工夫したらうまくできた」など，前向きに取り組んでいる介護者もいる．調理が苦手であれば市販の介護食品を利用するのもよいが，市販の介護食品を購入するばかりでは経済的な負担も大きい．少しつくってみようとしても，毎日の食事のことなので，できるだけ簡単につくれるものを知りたいと思う介護者も多い．1日3食，嚥下調整食だけでなく，介護者自身の食事の準備もあるため，1日中食事をつくっていると話す介護者もいる．それでは介護者自身の時間がとれず，介護ストレスの蓄積につながる．嚥下調整食は特別な食事というイメージを払拭できるような支援が望まれる．

1 むずかしくないというイメージを与える

嚥下調整食は，加熱を工夫する（圧力鍋の使用，加熱時間を長くするなど），つなぎと混ぜる，ミキサーにかける，ゼリー状に固めるなど作業工程が多く，手間が増える印象がある．そのため，できるだけ介護者と同じ食事や食材を使って調理できる，2～3種類程度の少ない食材，特別な調味料をできるだけ用いないなど，簡単な調理でないと長続きしない．

本書で料理例として提示するものは一般的な料理である．たとえば，コード2はポタージュスープ，コード3はマッシュポテトやれんこんつくね，コード4はうなぎの蒲焼き（皮なし），フレンチトーストなどである．嚥下調整食の調理ははじめてでも，離乳食や体調不良時のお粥などは誰しも経験があるだろう．それらとの相違点を伝えることで，イメージしやすくなる．

今までの食事のパターンや，冷蔵庫や食器棚の中にどのような食品があるのか，それらは誰が購入しているのかなどを把握しておくと，より個々の家庭に配慮した支援につなげることができる．

2 時短で効率よくつくる

時短料理といえば，電子レンジの活用，一つの鍋で複数の料理をつくる，圧力鍋や電磁調理機器，低温調理器の利用，市販調味液やソースの利用，下処理済みのカット野菜や冷凍野菜などの活用があげられる．一から食材を切って調理するのが大変な場合は，市販食品やチルド食品，そうざいなども活用し，摂食嚥下機能に合わせてアレンジする．たとえば，お鍋の材料であるいわしやえびのすり身はつなぎなども入っているためそのまま団子にできるが，コード３や４の物性には少しかたい．そのため，やわらかく仕上げるために山芋や絹ごし豆腐などを追加してしっかり練り直す．

鶏ひき肉はたまねぎのすりおろしを入れて団子にしてまとめて冷凍保存し，使用分だけ

column

パッククッキング®

パッククッキング®とは，ホテルや病院などで行われている真空調理法を，専用フィルムの代わりに食品用ポリ袋を使い，加熱調理器として電気ポットなどを用いて工夫した「家庭版真空調理法」である．調理手順は次のとおりである．

① 食品用ポリ袋に食材と調味料を入れる．
② ポリ袋から空気を抜き，袋の上のほうで結ぶ．
③ 電気ポットの温度は適温に設定し（米や野菜は 98 ℃設定．肉や魚は 70 ℃の低温も可），その中に入れて加熱する．

お粥は，ポリ袋に米 30 g と水 150 g を入れ，上記のように設定して 1 時間加熱すると，180 g の全粥ができる．ポットの容量によっては，主食だけでなく副食も一緒に加熱することができる．例えば，かぼちゃと調味料の入ったポリ袋も準備し，1 つの電気ポットの中にまとめて入れて加熱すれば，お粥とかぼちゃの煮付けを同時につくることができる．この方法は災害時にも活用できる．

■パッククッキング（お粥）の動画

https://www.ishiyaku.co.jp/ebooks/705320/player.aspx?vid=01

文献）タベダス編集部．パッククッキング応用レシピ 88：風人社；2006.

解凍して使う．その鶏団子の味付けはあっさり塩味にしておくと，シチューに入れても和風あんかけにしても合う．ほうれんそうやにんじんなど彩りがよい野菜は，それぞれ茹でてミキサーにかけ，製氷皿などに小分けにして冷凍しておくと，一品足りないときや彩りがほしいときに便利である．

家族と同じ料理に粥ゼリーをつなぎにしてミキサーにかけることで手順を１つ省くことができる．

粥ゼリーのつくり方は，炊飯器で全粥を炊き，できたてのタイミング（70℃以上）で酵素入りゲル化剤を加えミキサーで攪拌する．しかしながら，ミキサーに入れ替えると温度が下がるうえに，入れ替えの手間がかかるため，炊飯器の中に直接酵素入りゲル化剤を入れて，ハンドブレンダーを使って攪拌すると簡便である．最近は，粉末状の米粉と酵素入りゲル化剤の商品があり，お湯を注ぐだけでお粥ゼリーができる．

3 摂食嚥下機能と食物物性を理解する

「やわらかくつくる」と言葉で表現しても，介護者は実はあまり理解できていないことも多々ある．一般的には噛むことや飲み込むことについて，普段から理論的に考えるということはなく，何らかの口腔内トラブルを抱えている際に少々食べづらかった経験があるという程度であろう．食材の選び方や調理方法などを伝える際に，実際に食べてもらいその食感や物性を理解してもらい，介護者がつくったものに何か問題があれば，具体的に指摘し，その場でつくり直したりもする．「そんなにやわらかくするの？」と目を丸くされることもしばしばあり，介護者のもつやわらかさ・かたさのイメージや感覚が実際の対象者の機能に合っていないということである．

食べているときの口の動きや喉の動きなど咀嚼や嚥下の観察ポイントを伝え，普段から食事と摂食嚥下機能が合っているのか確認してもらう習慣は大切である．

column

ミキサーの洗浄法

多くの家庭が所持するミキサーは複数ではなく１台である．

一方で，１回の食事に複数の料理を調理するため，１つのミキサーを使って，何回も攪拌することになる．料理を攪拌するたびにミキサーを洗わなければならないが，この洗浄が意外に手間がかかる作業のひとつである．洗浄を簡単に済ませるには，軽くすすいだ後に数滴の洗剤と少量のお湯を入れ，電源を入れて攪拌する．そうすると，ミキサーの刃に絡まった食材がきれい落ち，油汚れもとれ，その後すすぐだけで次の料理に使える．こういった洗浄作業も効率よく進めることで時短につながる．

また，在宅介護には，ミルサーやハンドブレンダー等小さくて使い勝手のよいものがあると便利である．

咀嚼とは，歯だけでなく，口唇や舌，顎を動かし，唾液と混ぜてかみ砕くことであり，飲み込みやすい一つの塊をつくることを食塊形成という．舌で押しつぶすという表現もあるが，舌の力（舌圧）がどのくらいの力なのかをすぐにはイメージしにくい．やわらかく調理された料理が舌で抵抗なくつぶせるのか，あるいはかなり抵抗があるがつぶせるのかなど幅があるからである．かたさの確認は，歯でかむとほとんどの食事が「やわらかいもの」と判断されてしまい，どの程度のやわらかさが必要なのかという具体的なことがわかりにくい．そのため，調理者が味や物性を判断するときには「歯」で噛まずに必ず「舌」で押しつぶして確認するように伝えている．

4 コツを伝える

在宅訪問時の問診の中で，最初に確認することの１つに「主食」がある．主食は全粥や粥ゼリー，パン粥などがあるが，好みや習慣は固定していることが多い．嚥下調整食の段階に合わせて，主食も軟飯，全粥，粥ゼリーなどが決まるため，まずは主食の好みや習慣を把握し，調理のコツを伝え安定して調理できるようにする．粥ゼリーは酵素入りゲル化剤を加えてミキサーで攪拌してつくるため手間がかかると思われるが，一度にまとめてつくり，１回分ずつを小分けにして冷凍できる．主食は，咽頭残留しやすい料理を除去するための交互嚥下にも活用できる．

ミキサーは，その特徴を把握し，適切な大きさのものを選ぶ．ミキサーにかけるときのコツは，必ず低速回転から高速回転へと回転数を上げるように攪拌することである．フラッシング機能がついているものであれば，フラッシング→低速回転→高速回転へと上げていくことで，少しずつ攪拌することができ，ミキサーへの負担も少なく，滑らかに仕上げることができる．

ミキサーやハンドブレンダーのコツは，①温かいものを使う，②軟らかく調理されたものを使う，③つなぎを入れる，④加水は最初にしない，⑤しっかり（１分以上）かける，ということである．ミキサーやハンドブレンダーは手間がかかりむずかしいと思われがちであるが，慣れると容易である．

とろみ調整食品やゲル化剤は，嚥下調整食をつくるうえで，押さえておきたい製品である．製品により添加量やその加熱温度や溶解温度が異なるため，何にとろみをつけ何をゼリーにするのか，どのような料理に使用することが多いのかなどを把握しておく．

5 献立作成のポイント

献立を考えるとき，何もないところから考えようとすると毎日続けることが難しくなるので，献立作成のコツとして，主食，主菜，副菜の３つの概念を介護者に伝えたい．読者には既知のことであるが，主食にあたる食材は米，パン，パスタ，麺類などがある．副食には主菜にあたるたんぱく質食品（肉や魚，卵，大豆製品，乳製品），副菜にあたる野菜や海藻，きのこ類がある．献立を考えるときには，主菜と副菜にあたる食材の組み合わせと，調理法や味付けを考える．摂食嚥下機能のレベルにより，食べられない食材や，さらに調理加工しなければならない食材もある．栄養不足とならないように，代替食品を利用することもある．

摂食嚥下障害と低栄養を合併していることも多く[2)]，嚥下調整食の目的の一つに低栄養状態の改善，良好な栄養状態の維持がある．嚥下調整食は栄養密度が低いとされており，常食と同じ量を食べても，摂取エネルギー量は低くなりがちである．エネルギーが確保できているかということを常に意識するよう指導する．食事摂取量から概算し，現状の摂取エネルギーや栄養素量を伝え，不足している場合には次項で詳述する市販食品やONS（経口的栄養補助；oral nutritional support）も活用する．また1回に食べる量が少ない場合は，間食を上手に利用し食事の回数を増やす．

6 市販食品や経口的栄養補助（ONS）を活用する

市販食品の利用目的には，①手作りが難しい，②安定した物性を求める，③料理のバリエーションを増やしたい，などがあるであろう．

市販の介護食品は，ドラッグストアや通信販売などで手に入る．ドラッグストアの店頭に置いてある製品はほんの一部にすぎないが，やわらかい介護食品，ペースト状に加工されているレトルト食品，栄養補給ができる飲料やムース，とろみ調整食品も販売されている．より多くの種類の製品の入手には，通信販売が便利である．保存方法や1回の使用量，使い勝手なども継続的に利用するには重要なポイントになる．製品の選択には，栄養価，物性のほか，保存方法，使用勝手や利便性なども勘案する．栄養価はエネルギーに目が行きがちだが，高エネルギーでもたんぱく質0gと腎不全用の食品もあるため，きちんと栄養表示を確認する．他にも低エネルギータイプや低ナトリウムタイプなどもある．摂食嚥下障害がある場合は，食形態・物性が優先される．液状で飲めなければムースやプリン状を選択する．

食事だけで目標栄養量の不足があれば，ONSも活用する．在宅医療では低栄養状態の改善のために医薬品の栄養剤が処方されることもあるが，栄養剤は1回量が多く飲み切れないため，1日かけて飲むケースが多くある．なかなか飲めない場合は飽きずに飲めるように，栄養剤を使ったアレンジレシピを紹介することもある．摂食嚥下障害があると液体のまま飲めず，ゼリーやムースに形態変更が必要となることもある．ONSは介護食品同様，ドラッグストアや通信販売で購入することができる．1 kcal/mL以上の製品が多いが，最近は4 kcal/mLとかなり高エネルギー製品も出てきた．たとえば，1日1,400 kcalのエネルギー量が必要な場合，200 kcal分のONSを活用すると，食事からは1,200 kcal/日，つまり1食400 kcalを確保すればよい．

（江頭文江）

文 献

1） 江頭文江．在宅生活を支える！これからの新しい嚥下食レシピ：三輪書店；2008.

2） Ueshima J, Shimizu A, et al. Nutritional management in adult patients with dysphagia：Position paper from Japanese Working Group on Integrated Nutrition for Dysphagic People. J Am Med Dir Assoc 2022；23（10）：1676-1682.

9

市販食品の利用
―在宅での低栄養の予防

key point

- 低栄養にならないように市販食品を活用する．
- 市販食品の多くは健常者向けであるが，ひと手間かけることで摂食嚥下機能が低下した人が摂食できるものも多い．
- たんぱく質の強化された市販食品が充実してきているので，対象者の好みに合わせた選択が可能である．

嚥下調整食は，食形態をやわらかく調整することにより栄養密度が低下することはよく知られている．嚥下調整食と常食を比較した報告では，1 日当たりの摂取エネルギー量で約 500 kcal/日，たんぱく質量で約 20 g/日少ない[1)]．嚥下調整食だけを摂取していると低栄養を招くリスクがあるため，病院や施設では経腸栄養剤や栄養補助食品を併用することが多い．嚥下調整食は，料理をつぶしたり，やわらかくしたり，とろみをつけたりと加工する手間がかかる．在宅で嚥下調整食が必要な場合，介護者の有無や介護力の程度，協力体制などさまざまな要因の影響を受けるため，手間がかかる調理は行えない．

本項では，在宅での嚥下調整食の対応として，栄養補助食品を使用した栄養量補給方法と，スーパーマーケット（以下スーパー）やコンビニエンスストア（以下コンビニ）など身近で販売されている商品について，摂食嚥下機能の低下した人向けの商品とその利用方法を紹介する．

1 栄養補助食品

1）食形態

摂食嚥下機能の低下した人に対する栄養補助食品の食形態は，大きく分類すると次のとおりである．

A．ゼリー・ムース：コード 1j ～ 4 を摂取している人が対象．

B．スパウトパウチタイプの総合栄養食：ゼリー状およびペースト状のものがあるが，ゼリー状のものはスパウトパウチから出たときにクラッシュ状になっており，これらはコード 2-2 となるものが多い．ペースト状のものは，コード 2-2，3，4 を摂取している人が対象．

C．液体の経腸栄養剤：とろみがわずかについているのでそのまま摂取可能な場合もあるが，摂取が困難な場合には次の a ～ c の方法をとるとよい．コード 0t，2-1，2-2，3，

表1　**栄養補助食品の利用例**

利用法	製品例
高エネルギーゼリーやムース製品はそのまま提供	ミニタス®，エネプリン®（日清オイリオ），アイソカル®ゼリー（ネスレ），おいしくサポートエネルギーゼリー®（ハウス食品），まるごと栄養アイス（トーニチ）
主食や副食にたんぱく質強化粉末を添加	料理に混ぜる栄養パウダー（キユーピー・ジャネフ），メイプロテイン®（明治），SOY プロテインパウダー（フードケア）
主食や副食に高栄養な濃厚栄養食品（2.0～4.0 kcal/mL 以上）を添加	ニュートリーコンク®2.5，アップリード®（ニュートリー）
主食や副食に MCT オイルを添加	マクトン®オイル，マクトン®ゼロパウダー（キッセイ薬品工業），日清 MCT®オイル，日清 MCT®パウダー（日清オイリオ）

4 を摂取している人が対象.

a. とろみをつけて提供.

b. ゲル化剤で固形化（ムース状やゼリー状）して提供.

c. 冷凍しシャーベッド状にして提供.

D. 粉末：汁物などの料理や飲料に加えて使用する．コード 2-1，2-2，3，4 を摂取している人が対象.

E. 油脂：MCT オイルを使用する．料理や飲料に混ぜて利用できる．コード 2-1，2-2，3，4 を摂取している人が対象.

2）利用方法

栄養補助食品の利用法と製品例を表 1 に示す．これらの製品は病院・施設向け商品のため，スーパーなどでは取り扱っていないことがあるが，通販サイトから購入可能である．入院や入所時には手厚い食事管理が可能でも，在宅では継続が困難な場合もある．そこで，嚥下調整食に調整可能な市販食品（スーパーやコンビニで販売されているそうざい）を利用した調理例を紹介する.

〈カニクリーミーコロッケ〉

①
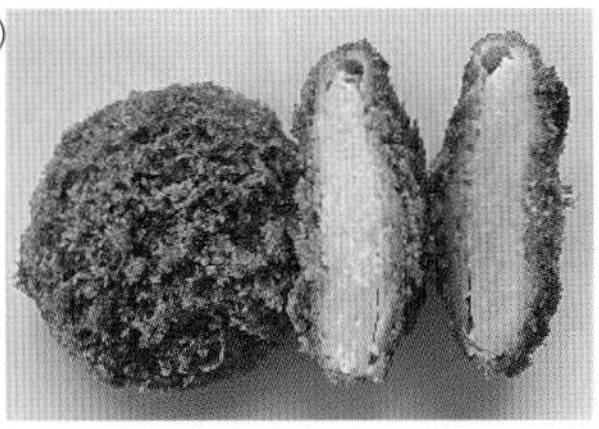

②
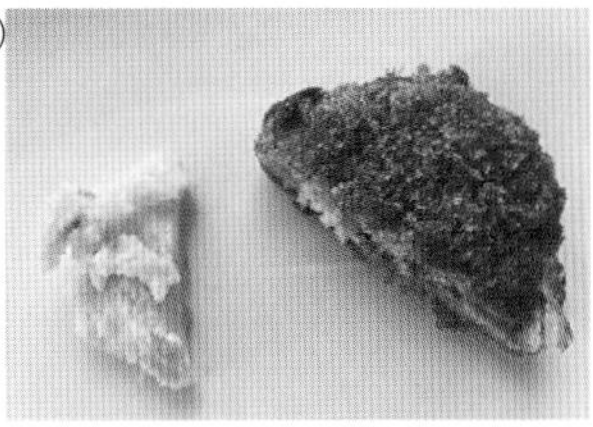

①　コロッケを半分に切る.

②　コロッケの皮を外し，中身のカニクリームを取り出す.

②の中身（カニクリーム部分）はコード 2-2 対応可．外側のフライの皮はしっとりしていればコード 4 対応可.

〈かぼちゃサラダ〉

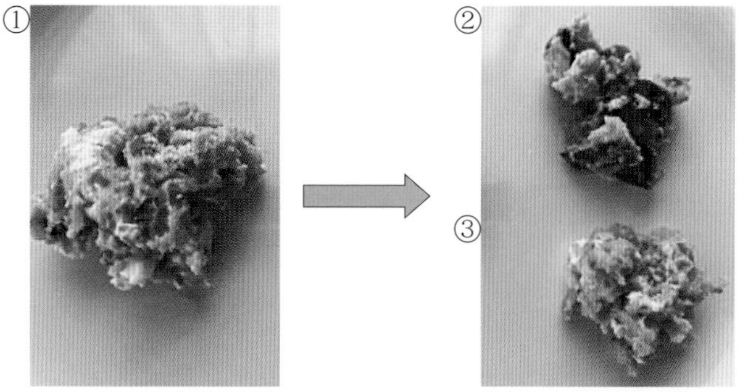

① かぼちゃサラダの原品.

② かぼちゃの皮のかたい部分を取り除く.

③ ②を取り除き，やわらかい部分だけにしたもの.

③はコード 3 対応可.

〈ポテトサラダ〉

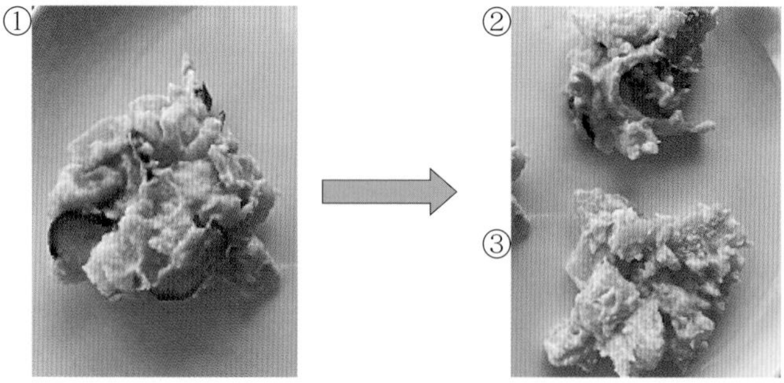

① ポテトサラダの原品.

② きゅうり，にんじん，たまねぎのかたい部分を取り除く.

③ ②を取り除き，やわらかい部分だけにしたもの.

③はコード 3 対応可.

〈卵サラダ〉

①

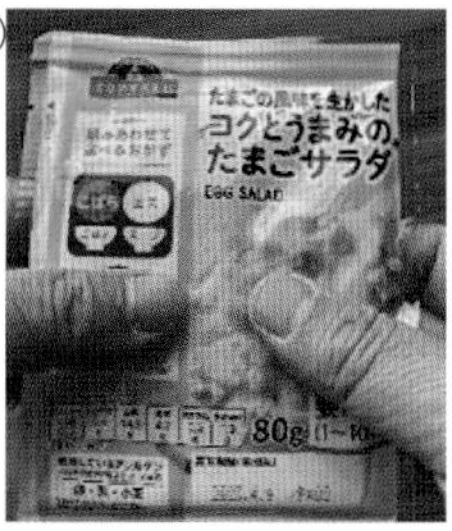

②

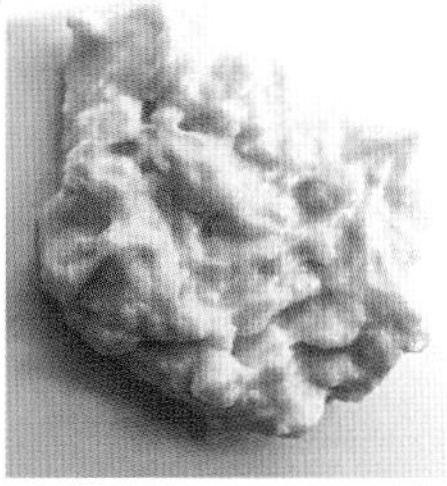

① 袋の上から指で，卵の白身の塊を感じなくなるまでつぶす．

② つぶしたもの．

②はコード 3 対応可.

〈焼き芋〉

①

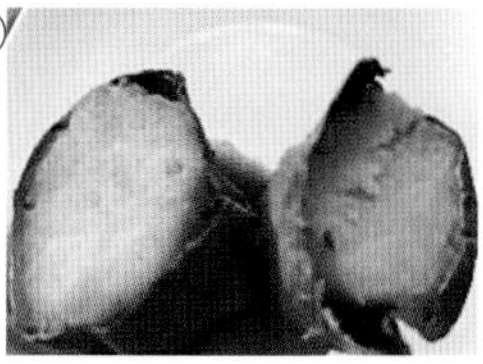

②

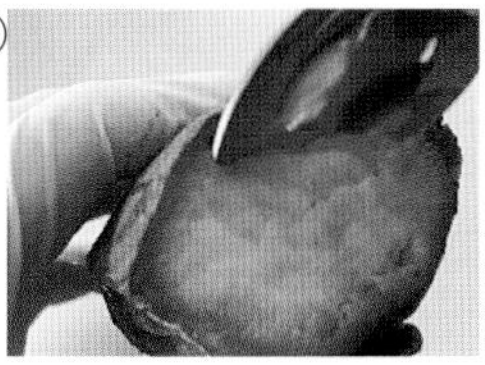

① 焼き芋を輪切りに切る．

② 焼き芋の繊維を切るように，スプーンで薄くスライスするようにすくう．

②はコード 3 対応可.

〈高たんぱくの即席ポタージュ〉

①

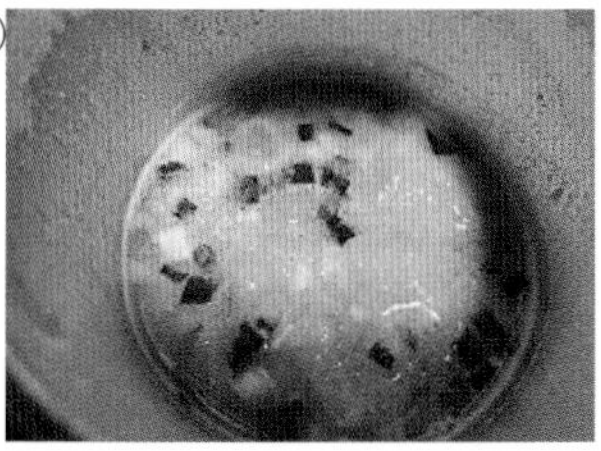

②

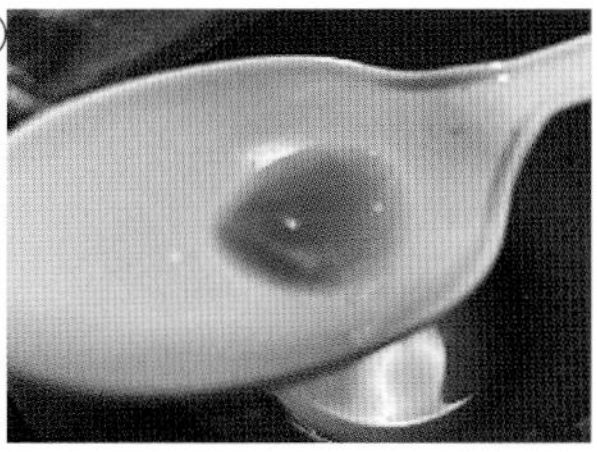

① 高たんぱくの即席ポタージュの作り方通りにお湯を注いでポタージュをつくる．

② 写真のように具材を取り除き，スープだけにする（スープもたんぱく質が強化されている）．

②はコード 2-1 対応可.

〈握り寿司〉

①

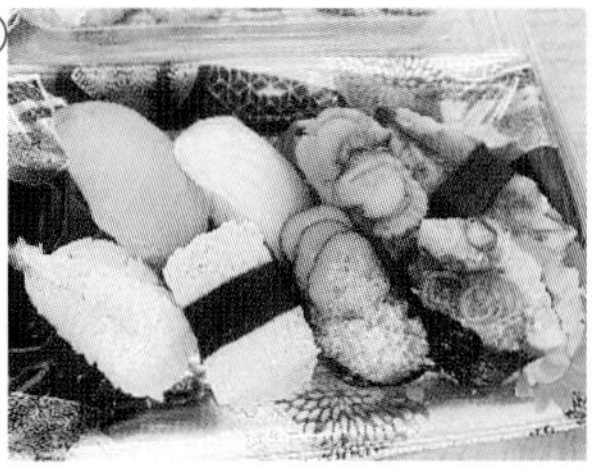

②

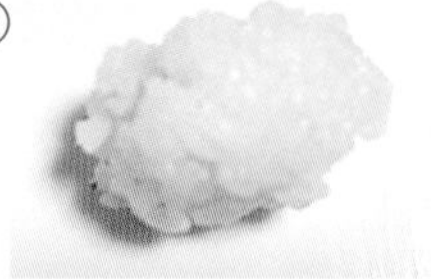

③

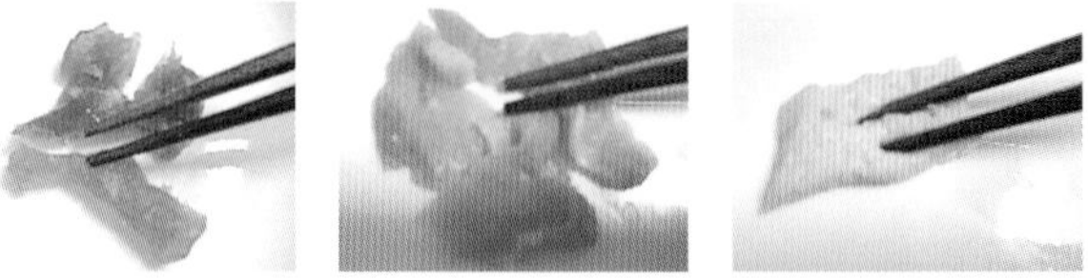

① 市販の握り寿司１人前.

② 握り寿司のすし飯.

③ 箸で切れるねた.

②すし飯は柔らかければコード４対応可.

③とろまぐろ，サーモン，たまごなど，箸で切ることができるねたは，コード４対応可．箸で切れなければ包丁で叩く.

② 一般の市販栄養強化食品の嚥下調整食への活用

1）たんぱく質強化型商品

スーパーやコンビニでは，すぐに食べられる弁当やそうざいなどの需要が伸びている．とくに，たんぱく質を添加した商品が増加している．これまでは動物性たんぱく質が主流であったが，最近では大豆などの植物性たんぱく質を添加した製品も増え，選択の幅が広がっている．たんぱく質強化型の製品は，１品あたり約 10～20 g のたんぱく質が摂取できるように設定されているものが多く，嚥下調整食として利用できればたんぱく質を補うことができる．参考までに，たんぱく質の強化をうたっている商品の一例（表 2）をあげる．

摂食嚥下機能の低下した人に，そのまま提供できる製品として，ヨーグルトやアイスクリームがある．簡単な加工で提供できる商品としては，パン，麺類，粉末スープ，プロテインパウダーがあげられる．肉類加工品，練り製品は摂食嚥下障害者には不向きであり，見た目やイメージは柔らかそうな大豆製品類も，たんぱく質が強化され固さが増強している商品が多くある．以下に，簡単な加工で提供できる商品の対応方法を記載する．

①液体の食品を利用する場合

水分でむせる場合はとろみ調整食品を利用する（コード２以上対象）.

②固体の食品を利用する場合

・適切に加水する（パン，クッキー類）（コード３，４対象）.

・加熱して柔らかくする（コード３，４対象）.

表 2　**たんぱく質強化食品**

商品名	製品 1 個または一食当たり			メーカー名
	重量（g）または容量（mL）	熱量（kcal）	たんぱく質（g）	
オイコス® 高タンパク質プレーン・砂糖不使用	113 g	71.0	12.0	ダノン
ギリシャヨーグルト　パルテノ® プレーン砂糖不使用	100 g	99.0	10.2	森永乳業
TANPACT® アイスバー グレープフルーツ＆ヨーグルト味	81 mL	85.0	5.9	明治
ミルク生活プラス®	20 g	89.0	3.5	森永乳業
カップヌードル PRO® 高たんぱく＆低糖質	74 g	274.0	15.2	日清食品
大豆麺　かきたまチゲ風	115 g	323.0	22.2	キッコーマン
マ·マー® 早ゆでスパゲッティ 高たんぱくタイプ 1.6 mm	100 g	359.0	20.3	日清製粉ウェルナ
チーズチキンライス	1 個	167.0	11.8	ローソン
ブランパン	1 個	69.0	5.4	ローソン
たまごサンド	2 切れ	344.0	10.1	ローソン
たんぱく質がしっかり摂れる スープポタージュ	26.1 g	110.0	8.0	味の素
サラダチキンプレーン	110 g	104.0	22.3	伊藤ハム
カニカマスティック	70 g	74.0	9.7	ローソン
スポちく®BCAA チャージ	45 g	59.0	7.3	一正蒲鉾
豆腐バー旨み昆布	75 g	106.0	10.9	ローソン
in バー® プロテイン GOLD オレンジ＆ 2 種のナッツ	52 g	258.0	20.9	森永製菓
糖質 10 g 以下のプロテイン ロカボチョコクッキー	15 g	76.0	3.1	シルビア
BODYSTAR® プロテインスナック	42 g	170.0	20.8	おやつカンパニー
in ショコラ® プロテイン〈ミルク〉	40 g	231.0	10.0	森永製菓

（2023 年 4 月現在）

・細断する（コード 4 対象）.

・ミキサーでペースト状にする（コード 2-2，3，4 対象）.

たんぱく質強化型の商品は多数あるが，対象は活動性の高い自立した人であるため，やわらかそうな製品であっても咀嚼や摂食嚥下機能に配慮されている商品は少ない．また，栄養面でも「高たんぱく，低糖質，低脂肪，高食物繊維」を特徴とした製品が多く，低栄養予防や改善のために利用する場合や摂食嚥下障害を有する人が利用する場合には調理や加工が必要であるものの，食の幅が広がり，食形態のみならず嗜好にあった食品の選択もできるようになってきている．

（栢下淳子）

文 献

1） Wright L, Cotter D, et al. Comparison of energy and protein intakes of older people consuming a texture modified diet with a normal hospital diet. J Hum Nutr Diet 2005；18（3）：213-219.

10

学会分類とIDDSIの互換性

key point

・学会分類 2021 と IDDSI フレームワーク ver2.0 の対応関係について互換マップ案を作成した．
・学会分類 2021 では，ゼリー（0j）をもっとも重篤な摂食嚥下障害に対応できる訓練用の食品としているのに対し，IDDSI フレームワークでは「温度により性状が変わる食品」としている．この相違は両者ができた歴史的背景の相違による．
・米国のゼリーの物性はかたくて溶けるものであるため，米国ではゼリーは安全な食品とは認識されていない．
・学会分類 2021 では濃いとろみの飲料とミキサー食形態（コード 2-1）はまったく異なる物性であり，ミキサー状の食品は粘度計では検討できないとしている．
・IDDSI フレームワーク ver2.0 では，食品と飲料は連続性のあるものと認識されている．

日本では各地でバラバラであった摂食嚥下障害者用の食品の名称が，2013 年に日本摂食嚥下リハビリテーション学会により統合され，日本摂食嚥下リハビリテーション学会嚥下調整食分類 2013（学会分類 2013，英語名 JDD2013）[1)] が作成され，臨床の場でも活用されている．一方，国際的にも各国ごとに異なっていた嚥下調整食の名称を標準化する動きがあり，IDDSI（国際嚥下食標準化構想：International Dysphagia Diet Standardisation Initiative）フレームワーク[2)] が 2016 年に提案され，米国，英国，オーストラリア，ニュージーランド等で公式に採用されている．本項では，両者の定義を比較し，学会分類 2013 の改訂版である学会分類 2021[3)] と IDDSI フレームワーク ver2.0[4)] の互換マップ案を提示することを試みる．

1 IDDSI 開発の経緯

IDDSIが提唱される以前に米国および欧州ではそれぞれ異なる嚥下食の基準が存在した．米国には National Dysphagia Diet[5)] が標準システムとして存在し，カナダ，オーストラリア，アイルランドには少しずつ異なる基準が存在した．IDDSI[6)] はこれらの異なる基準

Memo
脳卒中患者の 40～70％，頭頸部がんの 60～75％が摂食嚥下障害というデータがある[7)]．

を統合して，患者の安全性を向上し，科学的成果の国際的な汎用性を高めて治療成績を向上させることを目的に開発された．当時，海外では脳卒中とともに頭頸部がんも摂食嚥下障害の主要な原因とみなされ[7]，IDDSI が対象としている患者は日本国内より多様性があった．

2 IDDSI フレームワーク ver2.0

2013 年に「あらゆる年齢層，介護環境，文化における摂食嚥下障害者に対しても使用できるように嚥下調整食やとろみつき液体に関して新しく世界的に標準化した専門用語や定義を広めるため」発案された[6]．設立当初より欧米・アジア・アフリカなど日本を含む 10 カ国 12 名のメンバーからなる委員会を構成し，医師・研究者・言語聴覚士・栄養士など[8] でフレームワークは構想されている．0～7 の 8 段階から成り，数字（レベル）と色でマッピングされている．IDDSI フレームワークでは，食品と飲料は一連となっており，液状食品と中間のとろみ（レベル 3），ピューレ状の食品と濃いとろみ（レベル 4）は同様の性質としてひとまとめで分類されており，あくまで食品と飲料の違いを明確に区別している学会分類 2021 と異なる．レベル 7～3 は食品，レベル 4～0 は飲料であり，7 が常食，6 がやわらかい一口大の食品，5 がしっとりしたミンチ状の食品，4 がピューレ状の食品，3 が液状食品となっている．IDDSI フレームワークは 2019 年に改訂され，ver2.0[4,9] が作成されている．IDDSI フレームワーク ver2.0[4,9] ではさらに常食を“常食”と“容易に噛める（食品）”の 2 段階に分けている．飲料については，濃いものから，レベル 4：濃いとろみの飲料（extremely thick），レベル 3：中間のとろみの飲料（moderately thick），レベル 2：うすいとろみの飲料（mildly thick），レベル 1：ごく薄いとろみの飲料（slightly thick），レベル 0：液体（とろみのない飲料・thin[1]）の 5 段階に分かれている．レベルの両端は嚥下についてより難易度の高い食品・飲料となっている．また，上記の 8 段階以外に transitional food という分類がある．これは，温度により性状が変わる食品，水分を加えると性状が変わる食品[2] を含んでいる．IDDSI フレームワークの飲料は，シリンジを用いた flow test で確認することが推奨されており，詳細な方法の説明がガイドラインに掲載されている[10]．IDDSI フレームワークの特徴の 1 つは，液体のみならず食品の性状（かたさ，粒の大きさ）についても，調理の現場に手近にある道具（スプーン，フォーク，はし，指）による客観的性状評価をめざし，表示しているところである．

Memo 1　‘thin’ は「うすい」ではなく「とろみがない状態」であるため，誤解がないよう留意していただきたい．

Memo 2　温度により性状が変わる食品は，具体的には，ゼリー，氷，アイスクリームなどを指す．水分を加えると性状が変わる食品は，具体的には，米菓などのスナック菓子，ウエハースなどを指す．

③ 学会分類とIDDSIフレームワークの相違点

学会分類とIDDSIフレームワークの大きな違いは，食事と飲料（とろみつきの飲料）の関係性の取り扱いである．学会分類2013[1)]および2021[3)]は食事と飲料（とろみつき）[3]を別のものとしてそれぞれの基準を作成しているのに対し，IDDSIフレームワークver1.0[2)]および2.0[4)]は食事ととろみを連続するものとして，連続性を持った分類としている点である．これはそれぞれ異なる歴史的な経緯から作成されたためと考えられる．日本では，初期から摂食嚥下障害に取り組んだ臨床家が脳卒中の患者を中心に，ゼリーの特性を利用した診療を行い，その経験のもとに嚥下食の分類が作成された．一方欧米では，頭頸部がんの摂食嚥下障害に熱心に取り組んできた歴史があり，至適飲食物の形態評価の方法として，1980年代より嚥下造影検査（VF）が利用されてきた．臨床的には絶食からの食事開始はとろみつきの液体[4]から開始し，ペースト食に移行して経口摂取をめざしてきたという歴史がある．そのため，飲料と食品が連続性があると解釈されうる素地があったと考えられる.欧米においてゼリー[5]の物性は日本の嚥下用ゼリーに比較するとかたく，日本では摂食嚥下障害者にとって安全な食品としては認識されていない[11)]．また，ゼラチンを使用しているものが多いため，熱により溶けるものとして認識されている．このような背景から，日本では摂食嚥下障害者の初期訓練食に位置づけられているゼリーは，IDDSIフレームワークでは温度により性状が変化する食品に分類されている．

④ 学会分類2021とIDDSIフレームワークver2.0の互換マップ案

歴史的な開発の経緯と異なる臨床像の診療とを背景に成立してきた2つのシステムではあるが，世界の中で普及しつつあるIDDSIフレームワークの食形態が学会分類2021[3)]のどの食形態に相当するのかについての情報は，嚥下にかかわる研究者および臨床家双方が必要とするものであることは疑う余地がない．今回，物性分析を経ていないことを明示したうえで，「学会分類2021とIDDSIフレームワークver2.0互換マップ案[6]」（図1）を提示する．

とろみについての互換は佐藤らの報告[12)]が参考になる（表1）．シリンジは，欧州とアジアでは異なるメーカーの製品が使用されており，学会分類ではテルモ社の，IDDSIフ

Memo 3
日本におけるとろみつき飲料に用いるとろみ剤について，デンプン系，グアーガム系，キサンタンガム系があるが，2010年ごろからはキサンタンガム系が市場をほとんど占めている．そのため学会分類2013と2021の粘度測定は，キサンタンガム系とろみ剤に対応した方法を採用している．

Memo 4
欧米におけるとろみつき飲料に用いるとろみ剤について，現在でもキサンタンガム系ばかりではなく，デンプン系の使用も多い．

Memo 5
米国のゼリーは子供向けのカップ入り菓子で，‘Jell-o’（ジェロと発音）と称される．

Memo 6
今回提示した互換マップ案は，2018年にIDDSIフレームワーク提唱者であるSteele CMが日本で講演を行った際に中尾と開発した対照表を基に，IDDSIフレームワークver2.0[4)]日本語版を対応させたものである．

図 1　学会分類 2021 と IDDSI フレームワーク ver2.0 の互換マップ案

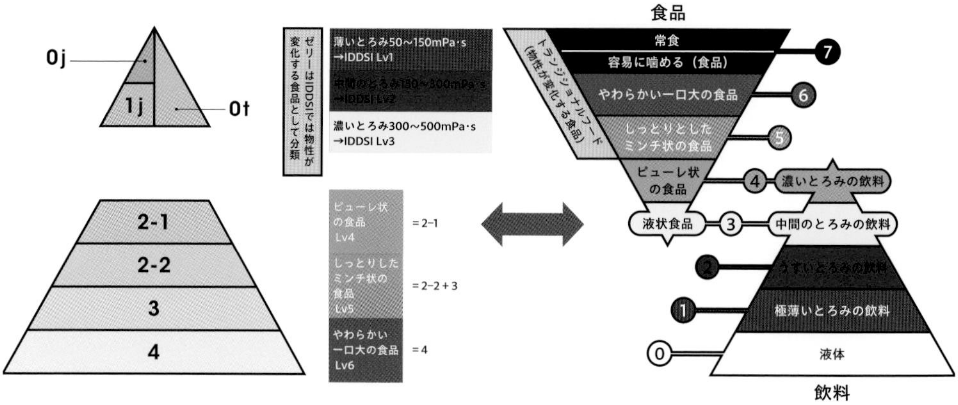

(International Dysphagia Diet Standardisation Initiative, 2016[2] と Cichero et al, 2020[9] の内容および 2018 年講演時に Steele 氏が筆者と開発・提示した図を改変)

表 1　シリンジテスト対照表

LST	薄いとろみ 36～43	中間のとろみ 32～36	濃いとろみ 30～32
テルモ残留量（mL）	2.2～7.0	7.0～9.5	9.5～10
BD IDDSI フレームワーク ver2.0 ranges（mL）	1.0～4.0 Level 1	4.0～8.0 Level 2	8.0～10 Level 3

（佐藤・他，2021）[12]

レームワーク ver2.0 では BD 社の 10 mL シリンジを使用している．

学会分類のうすいとろみと IDDSI フレームワーク ver2.0 のレベル 1，学会分類の中間のとろみと IDDSI フレームワーク ver2.0 のレベル 2，学会分類の濃いとろみと IDDSI フレームワーク ver2.0 のレベル 3 が概ね対応している．IDDSI フレームワーク ver2.0 では，さらにレベル 4 のとろみの段階もあり，日本よりもより強いとろみで対応することがあることがうかがえる．

折しも 2022 年 12 月に日本における IDDSI レファレンスグループが立ち上がり，活動を開始した（https://iddsi.org/Japan）．互換マップ案の検証には今後多くの専門家の協力が必要とされている．

（中尾真理）

文献

1）日本摂食・嚥下リハビリテーション学会医療検討委員会．日本摂食・嚥下リハビリテーション学会嚥下調整食分類 2013．日摂食嚥下リハ会誌 2013；17：255-267.
2）International Dysphagia Diet Standardisation Initiative．IDDSI フレームワーク（最終版）詳細な定義．www.iddsi.org；2016.
3）日本摂食嚥下リハビリテーション学会嚥下調整食委員会．日本摂食嚥下リハビリテーション学会嚥下調整食分類 2021．日摂食嚥下リハ会誌 2021；25：135-149.

4) International Dysphagia Diet Standardisation Initiative. Complete IDDSI Framework, Detailed definitions 2.0. www.iddsi.org；2019.
5) National Dysphagia Diet Task F, American Dietetic A. National dysphagia diet：standardization for optimal care：American Dietetic Association；2002.
6) Cichero JA, Lam P, et al. Development of International Terminology and Definitions for Texture-Modified Foods and Thickened Fluids Used in Dysphagia Management：The IDDSI Framework. Dysphagia 2017；32（2）：293-314.
7) Malagelada JR, Bazzoli F, et al. World gastroenterology organisation global guidelines：dysphagia--global guidelines and cascades update September 2014. J Clin Gastroenterol 2015；49（5）：370-378.
8) 栢下 淳. IDDSI フレームワーク（嚥下調整食基準）について. 臨床栄養 2019；134（4）：426-427.
9) Cichero JAY, Lam PTL, et al. Release of updated International Dysphagia Diet Standardisation Initiative Framework（IDDSI 2.0）. J Texture Studies 2020；51（1）：195-196.
10) International Dysphagia Diet Standardisation Initiative. IDDSI フレームワーク（最終版）テスト方法. www.iddsi.org；2016.
11) Sheffler K, Nakao M. Jelly & Jell-O Surprise：What's Up with Jell-O, Jelly Cups, Dysphagia Training Jelly [Internet blog]. https://swallowstudy.com/jelly-jell-o-surprise-whats-up-with-jell-o-jelly-cups-dysphagia-training-jelly/（2023 年 1 月 9 日閲覧）
12) 佐藤光絵, 山縣誉志江, 栢下 淳. とろみ液の簡易評価法としてのシリンジテストの検証. 日本摂食嚥下リハ会誌 2021；25（2）：102-113.

11 摂食嚥下リハビリテーション栄養専門管理栄養士

key point

・地域栄養支援のニーズに応えるための摂食嚥下リハビリテーション栄養専門管理栄養士．
・医療・福祉・在宅間のシームレスな栄養管理の実現を可能にする実績作りを担おう．
・管理栄養士としての専門性でもって対象者の残存能力に応じた食形態，調理を実現しよう．

日本栄養士会による管理栄養士専門分野別人材育成事業は，2013年より厚生労働省委託事業として開始された．がん病態栄養に始まり，2023年現在，5つの分野の専門管理栄養士の人材育成が行われている．その1つである摂食嚥下リハビリテーション栄養専門管理栄養士は，2015年の制度スタート，2016年の第1回認定試験開始以降，2023年4月現在までに73名の専門管理栄養士が認定されている．

超高齢社会への対応，在宅医療・介護連携推進の観点から摂食嚥下障害や食形態の配慮が必要な対象者は増加の一途を辿っている．摂食嚥下リハビリテーション栄養の基本的知識と栄養管理に関する技能を修得し，医療機関や介護（福祉）施設，在宅において，摂食嚥下障害者や家族に対し，栄養管理と専門的な食・栄養支援を行うことでQOLの向上に貢献できる管理栄養士を，日本栄養士会と日本摂食嚥下リハビリテーション学会とが認定する共同認定制度である．

この認定制度の長期目標として，①医療・福祉・在宅間のシームレスな栄養管理の実現，②摂食嚥下障害のさまざまな症状に対する効果的な栄養介入方法の確立（エビデンス，ガイドラインの作成），③食・栄養支援に対する政策提言の3つを掲げている．しかし，国がめざしている地域包括ケアにおける摂食嚥下障害に対する栄養支援のニーズは高く，二次医療圏における地域全体の摂食嚥下障害に対するサポートができるリーダーとして，二次医療圏に1名以上の専門管理栄養士の育成をめざしている．地域では，何を，誰に相談してよいかもわからない摂食嚥下障害者とその家族がおり，そうした人々のQOLに寄与することが期待されている．最期を迎えるその日まで，食を楽しみながらその人らしく過ごすために，残存能力に応じた食形態と好みの味付けで調理法を提案することが重要である．専門知識を有する摂食嚥下リハビリテーション栄養専門管理栄養士の活躍を期待したい．

図1　摂食嚥下リハビリテーション栄養専門管理栄養士の資格認定の枠組み

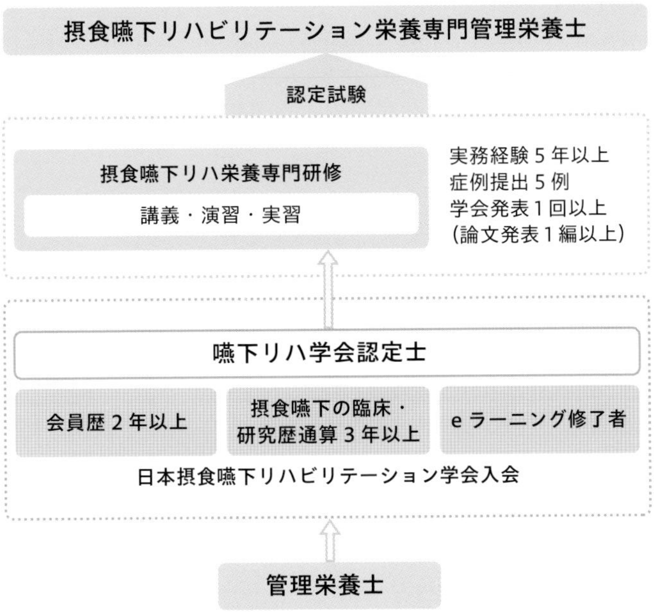

(日本栄養士会. 摂食嚥下リハビリテーション栄養専門管理栄養士. https://www.dietitian.or.jp/career/certifiedspecialist/dysphagia)

資格認定の枠組みについて概要図（図1）を示す．詳細については公益社団法人日本栄養士会 HP（https://www.dietitian.or.jp/career/certifiedspecialist/dysphagia/）を参照いただきたい．

（渡邉啓子）

嚥下調整食
レシピ

コード分類の方法

本書では，日本摂食嚥下リハビリテーション嚥下調整食分類 2021（学会分類 2021）のコード別に嚥下調整食を掲載した．分類は，外観（形態），官能試験および物性値から判断した．物性は，コード 0j，1j はかたさ，付着性，凝集性を用い，コード 2，3，4 はかたさを用いた．

測定温度は，温かくして食べる料理は 20 ℃と 45 ℃で測定を行ったが，対象者の食事時間が長くかかることを考慮し，20 ℃のデータを用いコード分類を行った．冷たくして食べる料理は，10 ℃と 20 ℃で測定を行ったが，本書に記載の料理では冷たくして食べる料理は少なく，温かい料理と同様に 20 ℃のデータでコード分類を行った．また，一部のレシピは，以前出版し好評を博した『嚥下食ピラミッド 125』（2007 年，医歯薬出版）から転用した．そのレシピについては，嚥下食ピラミッドの測定温度である冷たくして食べる料理は 15 ℃，温めて食べる料理は 45 ℃で測定した物性値を掲載した．

測定機器	クリープメータ（RE2-3305B　山電㈱）
プランジャー	直径 20 mm，高さ 25 mm
シャーレ	ステンレス製，直径 40 mm，高さ 15 mm
クリアランス	5 mm
圧縮速度	1 mm/s
圧縮回数	定速 2 回
測定回数	5 回以上測定し，平均値を掲載した

今回の料理の官能試検結果と物性値から，かたさの目安を示す．また，かたさだけではなく，均質性，形状も考慮してコード別の分類を行った．

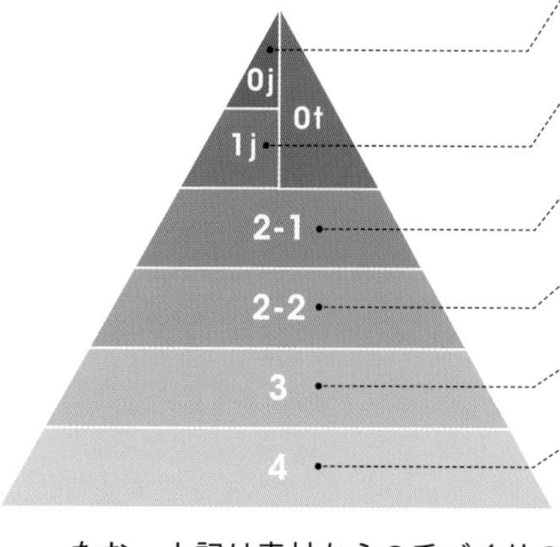

コード 0j	500～3,000（N/㎡），均質，ゼリー状，凝集性 0.2～0.5，付着性 200（J/㎥）以下
コード 1j	500～3,000（N/㎡），均質，ゼリー状，凝集性0.2～0.5，付着性 300（J/㎥）以下
コード 2-1	300～1,500（N/㎡），均質，ペースト状，付着性 1,000（J/㎥）以下
コード 2-2	300～2,500（N/㎡），不均質，ペースト状，付着性 1,000（J/㎥）以下
コード 3	12,000（N/㎡）以下，不均質，舌と口蓋でつぶせる程度のかたさまで
コード 4	40,000（N/㎡）以下，不均質，歯茎でつぶせる程度のかたさまで

なお，上記は素材からの手づくりの料理での評価であり，さまざまな工夫がなされている市販食品の評価に用いることができるかは今後の検討課題である．

（栢下　淳）

コード 0j

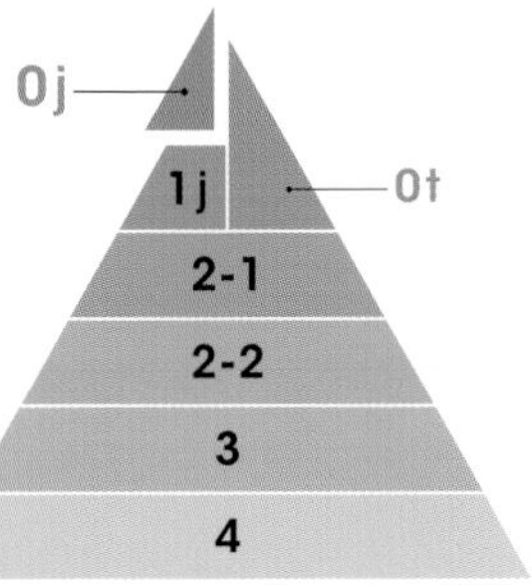

嚥下訓練食品の位置づけである．誤嚥した際の組織反応や感染を考慮して，たんぱく質含有量が少ないものであることが望ましい．

コード 0j のかたさの目安：500～3,000 N/m^2，付着性：200 J/m^3 以下．食形態はゼリー状になっていること．食事の温度帯は，冷やしたもの～常温が多い．

0j みかんゼリー

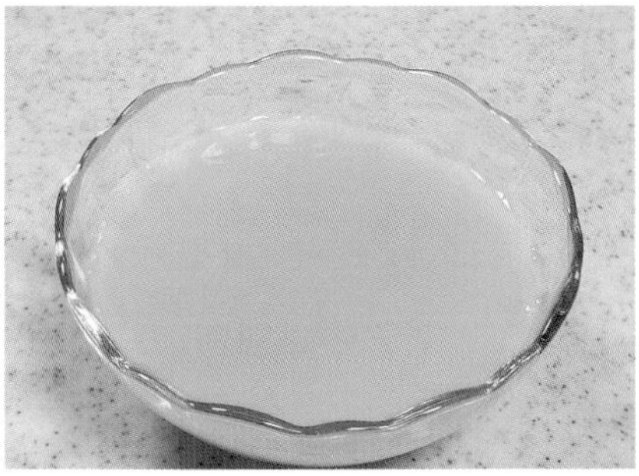

材料（1 人分）

オレンジジュース……… 100 g
ゲル化剤（ゼリーパーフェクト®）……………………… 1 g

作り方

❶ オレンジジュースに，ゲル化剤を混ぜる．
❷ ❶を 80 ℃以上に加熱し，器に入れ，冷やし固める．

栄養価（1 人分）

エネルギー(kcal)	49
たんぱく質(g)	0.4
脂　質(g)	0.2
炭水化物(g)	11.7
塩　分(g)	0.0

食品物性（10 ℃）

かたさ(N/m^2)	2,196
付着性(J/m^3)	17
凝 集 性	0.345

POINT

ゼリーパーフェクト® は 80 ℃以上に加熱する．

0j りんごゼリー

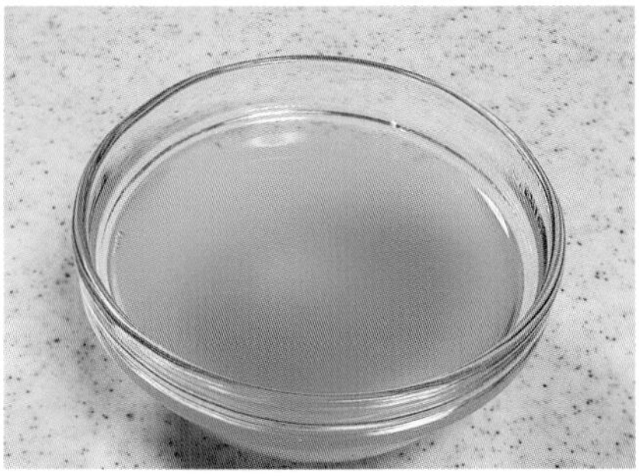

材料（1 人分）

りんごジュース………… 100 g
ゲル化剤（ゼリーパーフェクト®）……………………… 1 g

作り方

❶ りんごジュースに，ゲル化剤を混ぜる．
❷ ❶を 80 ℃以上に加熱し，器に入れ，冷やし固める．

栄養価（1 人分）

エネルギー(kcal)	49
たんぱく質(g)	0.1
脂　質(g)	0.0
炭水化物(g)	12.4
塩　分(g)	0.0

食品物性（10 ℃）

かたさ(N/m^2)	2,260
付着性(J/m^3)	21
凝 集 性	0.334

POINT

ゼリーパーフェクト® は 80 ℃以上に加熱する．

0j ほうじ茶ゼリー

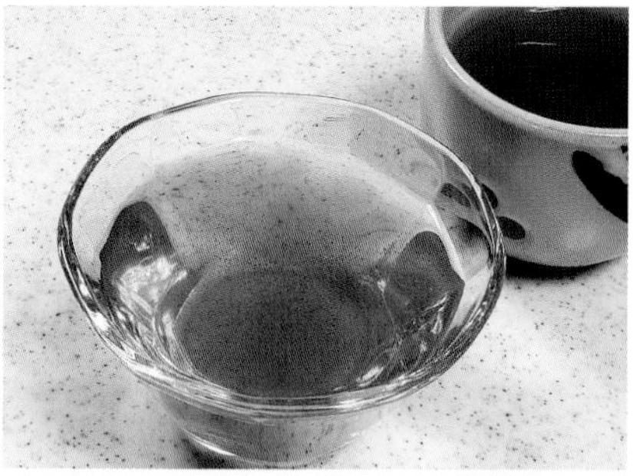

材料（1 人分）
ほうじ茶……………… 100 g
ゲル化剤（ゼリーパーフェクト®）
……………………… 1.2 g

作り方
❶ ほうじ茶に，ゲル化剤を混ぜる．
❷ ❶を 80 ℃以上に加熱し，器に入れ，冷やし固める．

栄養価（1 人分）

エネルギー（kcal）	4
たんぱく質（g）	0.0
脂　　質（g）	0.0
炭水化物（g）	1.2
塩　　分（g）	0.0

食品物性（10 °C）

かたさ（N/m²）	2,409
付着性（J/m³）	39
凝 集 性	0.293

POINT
ゼリーパーフェクト® は 80 ℃以上に加熱する．

0j イオンゼリー

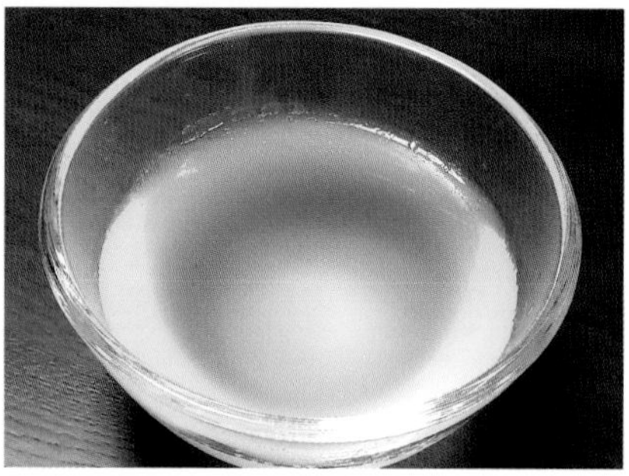

材料（1 人分）
イオン飲料…………… 100 g
ゲル化剤（ゼリーパーフェクト®）
……………………… 1 g

作り方
❶ イオン飲料に，ゲル化剤を混ぜる．
❷ ❶を 80 ℃以上に加熱し，器に入れ，冷やし固める．

栄養価（1 人分）

エネルギー（kcal）	28
たんぱく質（g）	0.0
脂　　質（g）	0.0
炭水化物（g）	7.1
塩　　分（g）	0.1

食品物性（10 °C）

かたさ（N/m²）	2,562
付着性（J/m³）	31
凝 集 性	0.276

POINT
ゼリーパーフェクト® は 80 ℃以上に加熱する．

0j コーヒーゼリー

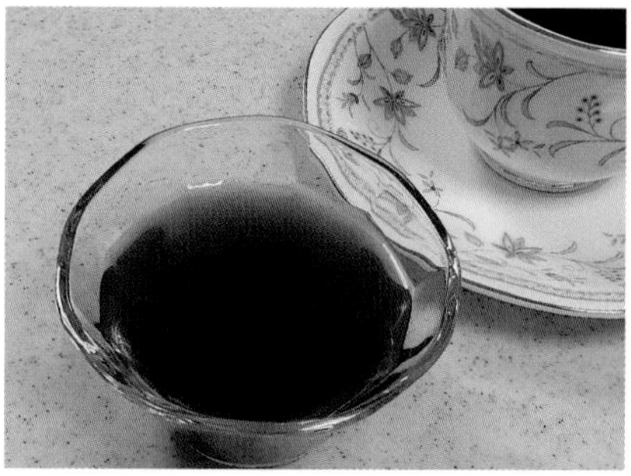

材料（1 人分）
コーヒー（無糖）……… 100 g
ゲル化剤（ゼリーパーフェクト®）
……………………… 1 g

作り方
❶ コーヒーに，ゲル化剤を混ぜる．
❷ ❶を 80 ℃以上に加熱し，器に入れ，冷やし固める．

栄養価（1 人分）

エネルギー（kcal）	7
たんぱく質（g）	0.2
脂　　質（g）	0.0
炭水化物（g）	1.6
塩　　分（g）	0.0

食品物性（10 °C）

かたさ（N/m²）	2,775
付着性（J/m³）	25
凝 集 性	0.289

POINT
ゼリーパーフェクト® は 80 ℃以上に加熱する．

コード 0t

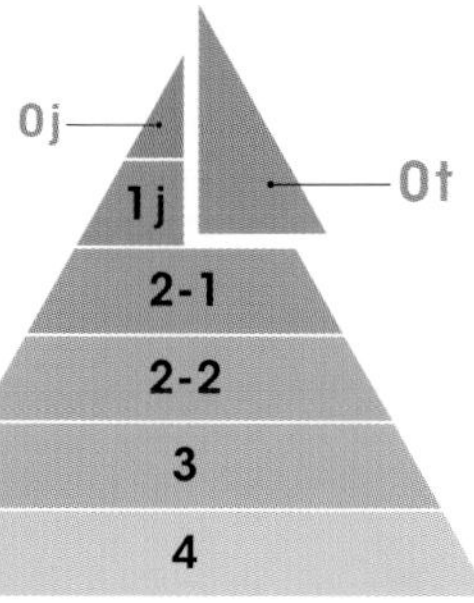

嚥下訓練食品の位置づけである．誤嚥した際の感染を考慮して，たんぱく質含有量が少ないものであることが望ましい．お茶や果汁にとろみをつけたものが該当する．

コード 0t（とろみ）の物性の目安：10 mL シリンジにて 10 mL 入れ，10 秒間自然落下させた後のシリンジの残量が 6～9 mL 程度．食形態はとろみ状．食事の温度帯は，冷やしたもの～常温が多い．

0t ほうじ茶とろみ

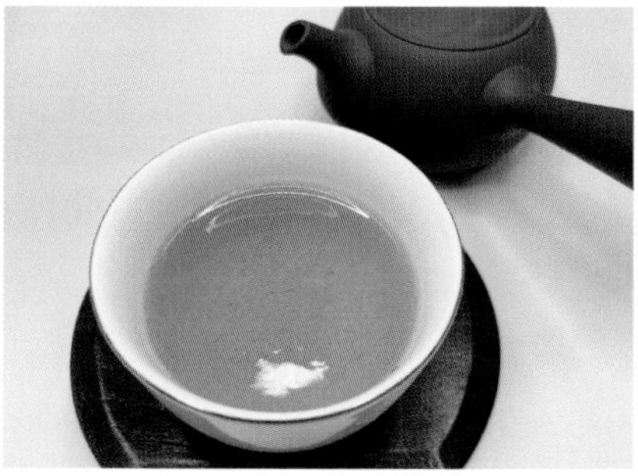

材料（1 人分）

ほうじ茶・・・・・・・・・・・・・・・・ 100 g
とろみ調整食品（ネオハイトロミール® III）・・・・・・・・・・・・・・ 0.8 g

作り方

❶ ほうじ茶にとろみ調整食品を加え，よく攪拌《かくはん》する．
❷ コップに入れる．

栄養価（1 人分）

エネルギー(kcal)	2
たんぱく質(g)	0.0
脂　質(g)	0.0
炭水化物(g)	0.8
塩　分(g)	0.0

食品物性（20 ℃）

シリンジ残量	7.0

POINT

・ダマにならないように攪拌する．
・とろみ調整食品の製品により，添加量は異なる．

0t 紅茶とろみ

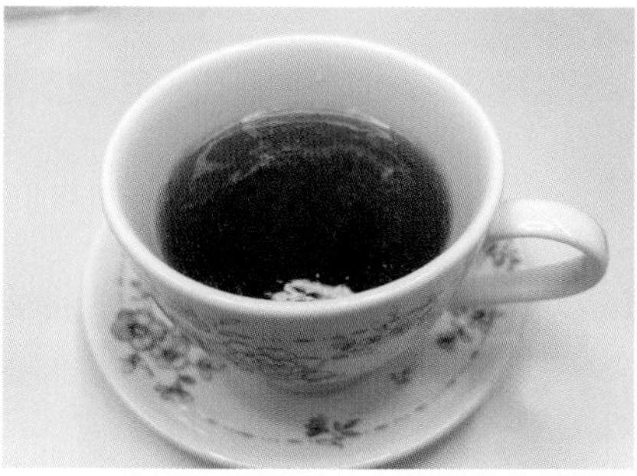

材料（1 人分）

紅茶・・・・・・・・・・・・・・・・・・・・ 100 g
とろみ調整食品（ネオハイトロミール® III）・・・・・・・・・・・・・・ 0.8 g

作り方

❶ 紅茶にとろみ調整食品を加え，よく攪拌する．
❷ コップに入れる．

栄養価（1 人分）

エネルギー(kcal)	3
たんぱく質(g)	0.1
脂　質(g)	0.0
炭水化物(g)	0.8
塩　分(g)	0.0

食品物性（20 ℃）

シリンジ残量	7.2

POINT

・ダマにならないように攪拌する．
・とろみ調整食品の製品により，添加量は異なる．

りんごジュースとろみ

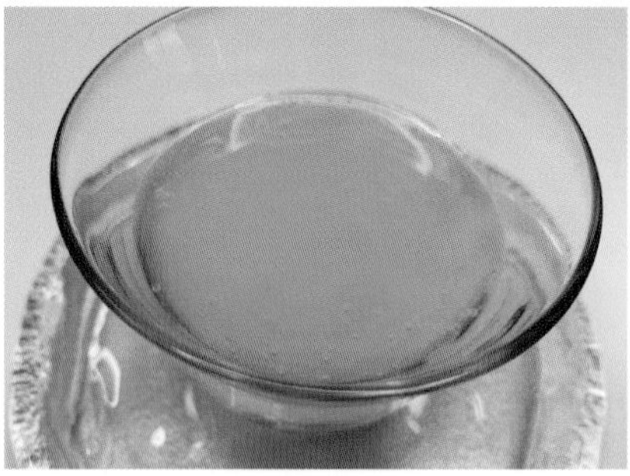

材料（1 人分）

りんごジュース・・・・・・・・・・ 100 g

とろみ調整食品（ネオハイトロミール® Ⅲ）・・・・・・・・・・・・・0.85 g

作り方

❶ りんごジュースにとろみ調整食品を加え，よく撹拌する.

❷ 5 分おいてから，再度撹拌する.

❸ コップに入れる.

栄養価（1 人分）

エネルギー(kcal)	45
たんぱく質(g)	0.2
脂　質(g)	0.1
炭水化物(g)	12.5
塩　分(g)	0.0

食品物性（20 °C）

シリンジ残量	6.8

POINT

・ダマにならないように撹拌する.

・りんごジュースはとろみがつきにくいため，二度混ぜする.

・とろみ調整食品の製品により，添加量は異なる.

イオン飲料とろみ

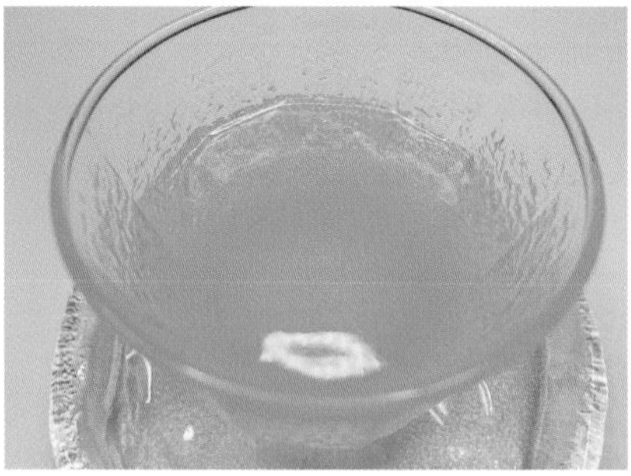

材料（1 人分）

イオン飲料・・・・・・・・・・・・・・ 100 g

とろみ調整食品（ネオハイトロミール® Ⅲ）・・・・・・・・・・・・・0.85 g

作り方

❶ イオン飲料にとろみ調整食品を加え，よく撹拌する.

❷ コップに入れる.

栄養価（1 人分）

エネルギー(kcal)	27
たんぱく質(g)	0.0
脂　質(g)	0.0
炭水化物(g)	6.9
塩　分(g)	0.1

食品物性（20 °C）

シリンジ残量	6.8

POINT

・ダマにならないように撹拌する.

・とろみ調整食品の製品により，添加量は異なる.

コンソメスープとろみ

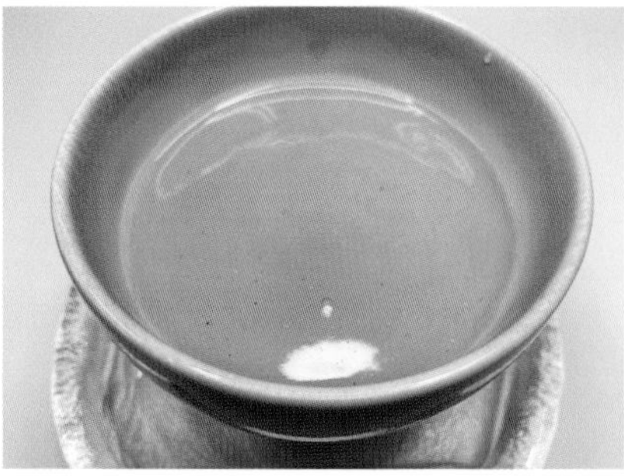

材料（1 人分）

コンソメスープ・・・・・・・・・・ 100 g

とろみ調整食品（ネオハイトロミール® Ⅲ）・・・・・・・・・・・・・・0.9 g

作り方

❶ コンソメスープにとろみ調整食品を加え，よく撹拌する.

❷ 5 分おいてから，再度撹拌する.

❸ コップに入れる.

栄養価（1 人分）

エネルギー(kcal)	40
たんぱく質(g)	0.9
脂　質(g)	2.4
炭水化物(g)	4.5
塩　分(g)	1.0

食品物性（20 °C）

シリンジ残量	7.0

POINT

・ダマにならないように撹拌する.

・コンソメスープはとろみがつきにくいため，二度混ぜする.

・とろみ調整食品の製品により，添加量は異なる.

コード 1j

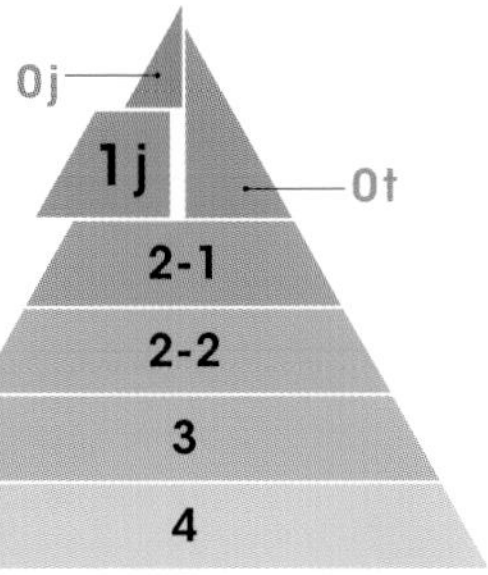

均質でなめらかかつ離水が少ないゼリー，プリン，ムース状の食品である．
コード 1j のかたさの目安：500～3,000 N/m^2，付着性：300 J/m^3 以下．食形態はゼリー状になっていること．食事の温度帯は，冷やしたもの～常温が多いが，温めて提供するものも一部ある．温かいときにはやわらかいものもあるが，品温が低下すると物性はかたくなるので注意する．

1j 酵素入り全粥ゼリー

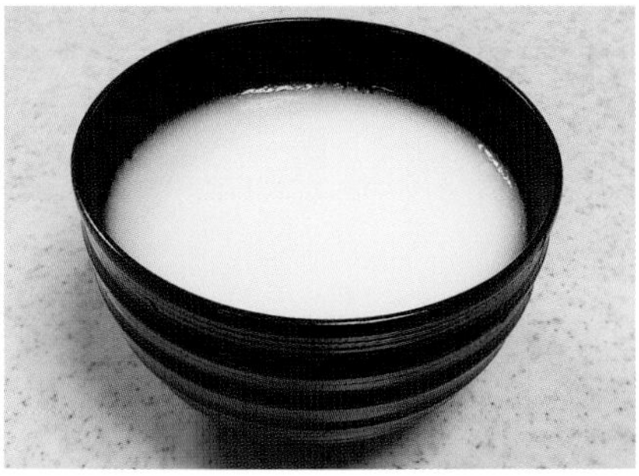

材料（1 人分）
全粥…………………… 200 g
酵素入りゲル化剤（スベラカーゼ®）…………………………2 g

作り方
❶ ミキサーに全粥と酵素入りゲル化剤を入れ，1 分間攪拌する．
❷ ❶を鍋に移し，攪拌しながら 70 ℃以上に加熱する．
❸ 盛り付ける．

栄養価（1 人分）

エネルギー（kcal）	81
たんぱく質（g）	1.1
脂質（g）	1.0
炭水化物（g）	18.4
塩分（g）	0.1

食品物性（20 ℃）

かたさ（N/m^2）	955
付着性（J/m^3）	166
凝集性	0.652

POINT
・酵素入りゲル化剤は 70 ℃以上に加熱する．
・攪拌で温度が 70 ℃以下に下がらないように，熱い状態の全粥に酵素入りゲル化剤を入れてミキサーにかければ，❷の手順は省ける．
・70 ℃以下になることで，ゲル化がはじまる．
・加工ゼロのつなぎとして利用できる．

1j 全卵蒸し

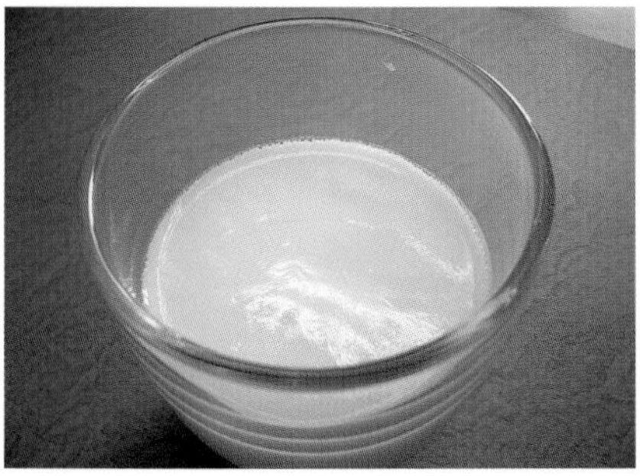

材料（1 人分）
鶏卵…………………… 50 g
だし汁…………………150 g
しょうゆ……………… 0.5 g
塩……………………… 0.3 g
みりん………………… 0.5 g

作り方
❶ 卵を割りほぐし，だし汁，調味料を加えて混ぜ合わせ，ざるで裏ごしする．
❷ 弱火で 15 分蒸す．

栄養価（1 人分）

エネルギー（kcal）	73
たんぱく質（g）	6.1
脂質（g）	5.1
炭水化物（g）	0.5
塩分（g）	0.6

食品物性（45 ℃）

かたさ（N/m^2）	2,004
付着性（J/m^3）	86
凝集性	0.42

POINT
・温かく食べられるため大変喜ばれる．
・すが入らないよう，加熱温度や時間に注意する．

1j なめらか豆腐

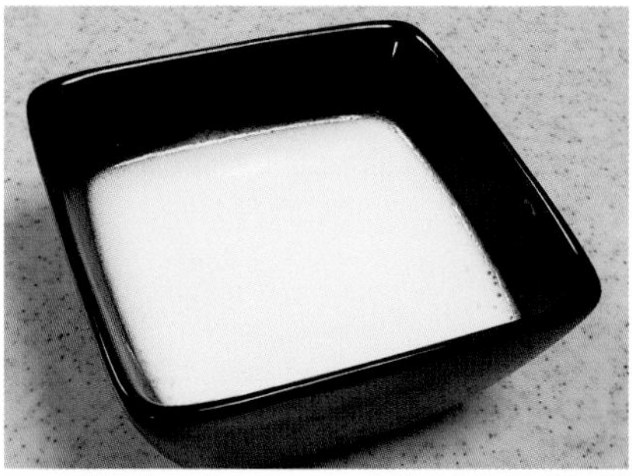

材料（1 人分）

無調整豆乳……………… 100 g
ゲル化剤（ホットでもゼリー®）
……………………… 0.6 g

作り方

❶ ミキサーに，豆乳とゲル化剤を入れ，30 秒程度攪拌する．
❷ ❶を鍋に移し，撹拌しながら 80 ℃以上に加熱する．
❸ 器に流し込み，冷やし固める．

栄養価（1 人分）

エネルギー（kcal）	46
たんぱく質（g）	3.6
脂　質（g）	2.0
炭水化物（g）	3.6
塩　分（g）	0.0

食品物性（10 ℃）

かたさ（N/m^2）	2,292
付着性（J/m^3）	110
凝 集 性	0.461

POINT

・無調整豆乳をゲル化剤で固める．

1j ほうれんそう

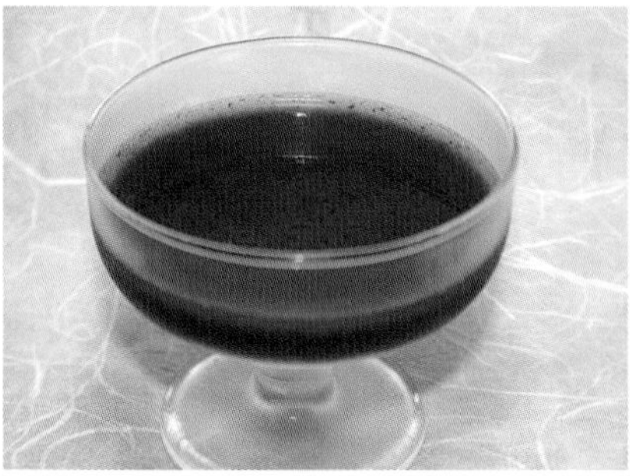

材料（1 人分）

ほうれんそう（葉先）………… 40 g
だし汁………………………… 80 g
塩……………………………… 0.5 g
水……………………………… 7.5 g
ゼラチン……………………… 1.25 g

作り方

❶ ほうれんそうを下茹でする．
❷ ❶とだし汁をミキサーにかける．
❸ ❷を鍋に入れて加熱し，塩で味を調え，膨潤《ぼうじゅん》させたゼラチンを加え，溶解《ようかい》したら型に流し込み，冷やし固める．

栄養価（1 人分）

エネルギー（kcal）	12
たんぱく質（g）	2.0
脂　質（g）	0.2
炭水化物（g）	1.2
塩　分（g）	0.5

食品物性（15 ℃）

かたさ（N/m^2）	1,472
付着性（J/m^3）	144
凝 集 性	0.45

POINT

ほうれんそうとだし汁が分離しないように，ゲル化がはじまるまで数回かき混ぜるとよい．

1j だいこんの煮もの

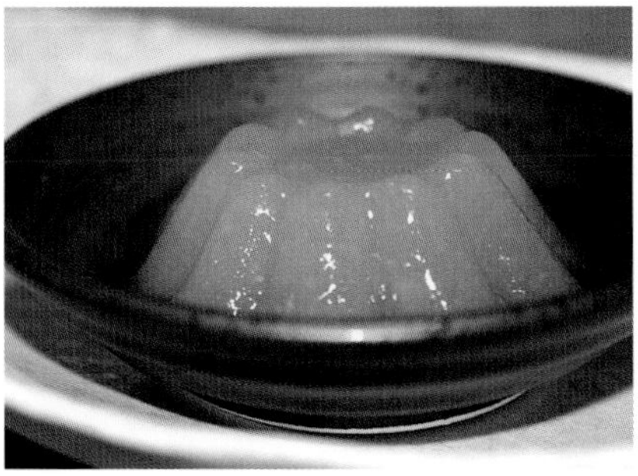

栄養価（1 人分）

エネルギー (kcal)	22
たんぱく質 (g)	2.6
脂　質 (g)	0.1
炭水化物 (g)	2.9
塩　分 (g)	0.5

食品物性（15 ℃）

かたさ (N/m^2)	1,299
付着性 (J/m^3)	126
凝 集 性	0.50

材料（1 人分）

だいこん……………………50 g
だし汁……………………150 g
しょうゆ……………………3 g
みりん……………………1.5 g
水…………………………7.5 g
ゼラチン…………………2.5 g

作り方

❶ だいこんは 1 cm のいちょう切りにし，だし汁と調味料を入れてやわらかく煮る．
❷ ❶をだし汁ごとミキサーにかける．
❸ ❷を鍋に戻して加熱し，膨潤させたゼラチンを加え，溶解したら型に流し込み，冷やし固める．
❹ 盛り付ける．

POINT

だいこんとだし汁が分離しないように，ゲル化がはじまるまで数回かき混ぜるとよい．

1j にんじんのグラッセ

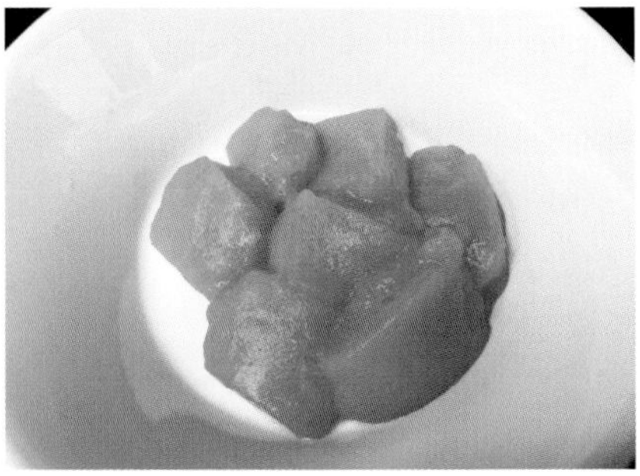

栄養価（1 人分）

エネルギー (kcal)	65
たんぱく質 (g)	0.4
脂　質 (g)	4.1
炭水化物 (g)	8.2
塩　分 (g)	0.4

食品物性（20 ℃）

かたさ (N/m^2)	899
付着性 (J/m^3)	290
凝 集 性	0.796

材料（1 人分）

にんじん……………………50 g
塩…………………………0.3 g
バター………………………5 g
砂糖…………………………3 g
湯…………………………80 g
ゲル化剤（ホットでもゼリー®）…1 g

作り方

❶ にんじんは皮をむき，輪切りにする．
❷ ポリ袋に❶と塩を入れ，空気を抜くように，上のほうで結ぶ．
❸ 湯煎機を 100 ℃に設定し，❷を入れて 60 分加熱する．
❹ 鍋を温め，バターを溶かし，❸を入れて煮詰める．
❺ ミキサーに❹と砂糖，湯，ゲル化剤を入れて，撹拌する．
❻ ❺をバットに入れ，スチームコンベクションオーブンで 85 ℃以上になるように加熱する．
❼ ❻を型に流し込み，冷やし固める．
❽ 盛り付ける．

POINT

加水して，ゲル化剤で冷やし固める．

コード 2-1

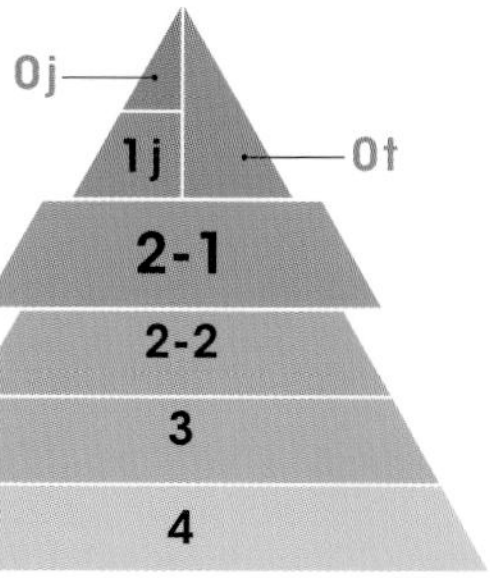

なめらかで均質なピューレ，ペースト食，ミキサー食である．

コード 2-1 のかたさの目安：300～1,500 N/m^2，付着性：1,000 J/m^3 以下．食形態はピューレやペーストになっていること．食事の温度帯は，冷やしたもの～常温～温めて提供するものなどさまざまである．温かいときにはやわらかいものもあるが，品温が低下すると物性はかたくなるので注意する．

2-1 酵素入り全粥

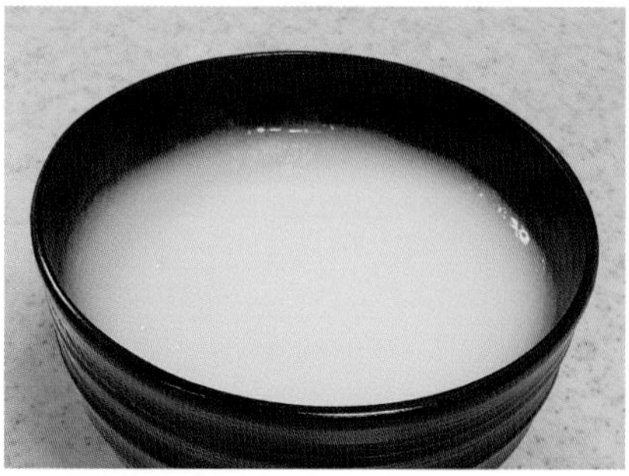

材料（1 人分）

全粥……………………… 200 g

酵素入りゲル化剤（スベラカーゼ®）

…………………………… 0.5 g

作り方

❶ ミキサーに全粥と酵素入りゲル化剤を入れ，1 分間攪拌する．

❷ ❶を鍋に移し，攪拌しながら 70 ℃以上に加熱する．

❸ 器に盛る．

栄養価（1 人分）

エネルギー(kcal)	81
たんぱく質(g)	1.1
脂　　質(g)	1.0
炭水化物(g)	18.4
塩　　分(g)	0.1

食品物性（20 ℃）

かたさ(N/m^2)	870
付着性(J/m^3)	195
凝 集 性	0.619

POINT

- 熱いままの全粥に酵素入りゲル化剤を入れてミキサーにかければ，❷の手順は省ける．
- 酵素入りゲル化剤は 70 ℃以上に加熱する．70 ℃以下になると，ゲル化がはじまる．
- 温度が高くなると，かたさの物性値は低くなる．

2-1 えびしんじょ

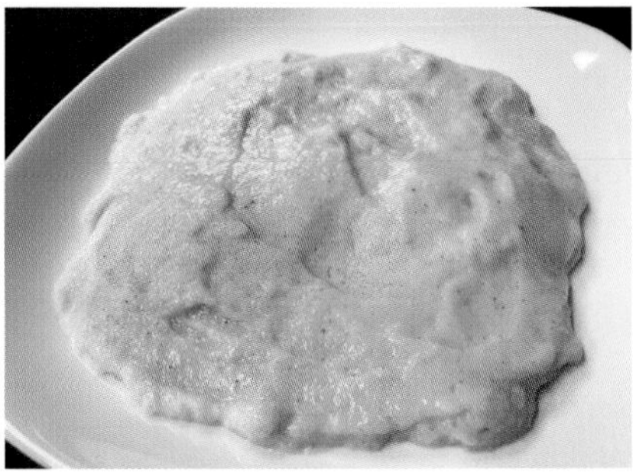

栄養価（1 人分）

エネルギー(kcal)	93
たんぱく質(g)	10
脂　質(g)	0.4
炭水化物(g)	12.5
塩　分(g)	0.6

食品物性（20 ℃）

かたさ(N/m^2)	1,579
付着性(J/m^3)	196
凝 集 性	0.643

材料（1 人分）

むきえび··············40 g
はんぺん··············20 g
酒···················1.5 g
かたくり粉··········2.5 g
和風あん（※）··········5 g
粥ゼリー（p.71）·······50 g

※和風あん（作りやすい分量）

だし汁·············100 g
しょうゆ·············9 g
みりん···············9 g
とろみ調整食品（ネオハイトロミール®Ⅲ）···2 g

作り方

❶ えびは背ワタを取り背開きにし，塩とかたくり粉（分量外）でもみ，洗う．
❷ フードプロセッサーに❶とはんぺん，かたくり粉，酒を入れ，しっかりと撹拌する．
❸ 大きめの鍋に湯を沸かし，❷を一口大に丸めて茹でる．
❹ ミキサーに，❸と粥ゼリーと和風あんを入れ，攪拌する．
❺ ❹を 600 μのメッシュに通す．
❻ 盛り付ける．

※和風あんの作り方

すべての材料を鍋に入れ，温め混ぜる．

POINT

・むきえびとつなぎのはんぺんを，フードプロセッサーで粘りが出るまでよく混ぜる．
・よりやわらかく仕上げる場合は，蒸すのではなく，茹でる．
・加水せず，ミキサーにかけるときのつなぎには，粥ゼリーを使う．
・メッシュに通すことで均質となる．

2-1 豚しゃぶ

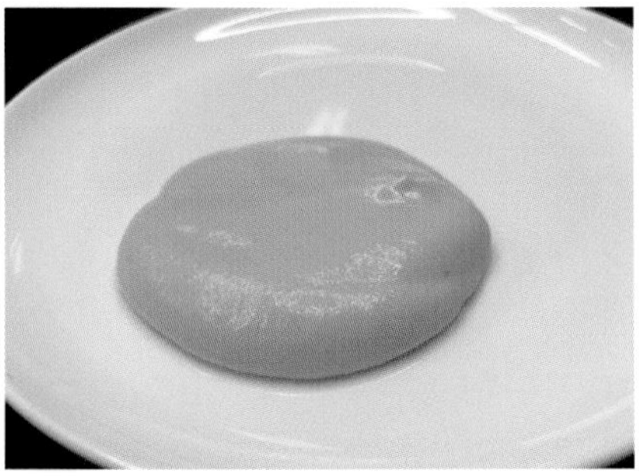

栄養価（1 人分）

エネルギー(kcal)	243
たんぱく質(g)	9.6
脂　質(g)	22.1
炭水化物(g)	3.7
塩　分(g)	0.3

食品物性（20 ℃）

かたさ(N/m^2)	1,305
付着性(J/m^3)	96
凝 集 性	0.635

材料（1 人分）

豚肉ばらしゃぶしゃぶ用···················60 g
はくさい··············60 g
酵素剤（ソフティア®S）···················適量
だし汁················20 g
ごまだれ··············5 g
とろみ調整食品（ネオハイトロミール® Ⅲ）··· 0.3 g

作り方

❶ 酵素剤は，ⓐ水 300 cc に 15 g（5 %），ⓑ水 300 cc に 3 g（1 %）溶かしておく．
❷ 豚ばら肉はⓐに一晩漬け込んでおく．
❸ はくさいは葉・軸ともに，繊維に逆らって 1 cm 程度に切る．
❹ ⓑを沸騰させ，❸を入れて弱火で 5 分程度茹で，冷水にとり，水気を切る．
❺ 湯を沸かし，❷の酵素液を切った豚肉を入れ，弱火で茹で，冷水にとり，水気を切る．
❻ ❹と❺はごまだれと一緒にミキサーに入れて攪拌し，とろみ調整食品で離水量を調整する．
❼ ❻を 600 μのメッシュに通す．
❽ 盛り付ける．

POINT

・粘度が低い場合は，とろみ調整食品で粘度調整する．
・メッシュに通すことで均質となる．

2-1 さばのみそ煮

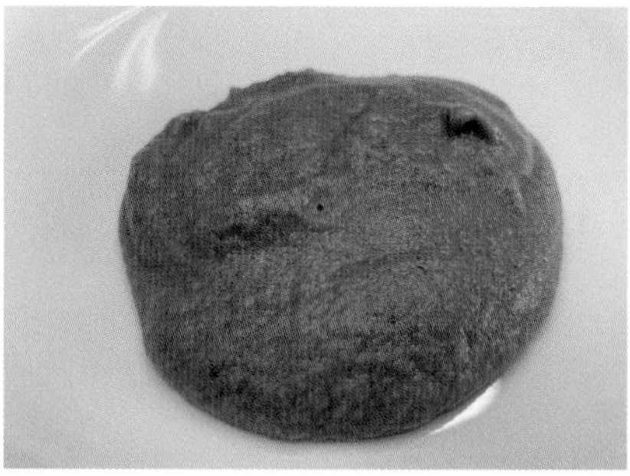

材料（1 人分）

さばのみそ煮（セブンイレブン）……………………70 g

粥ゼリー（p.71）………… 40 g

作り方

❶ さばのみそ煮と粥ゼリーをミキサーに入れ，しっかりと攪拌する．

❷ ❶を 600 μ のメッシュに通す．

❸ 盛り付ける．

栄養価（1 人分）

エネルギー(kcal)	189
たんぱく質(g)	6.0
脂　質(g)	12.4
炭水化物(g)	13.8
塩　分(g)	0.9

食品物性（20 ℃）

かたさ(N/m^2)	1,261
付着性(J/m^3)	57
凝 集 性	0.605

POINT

・加水せず，粥ゼリーをつなぎに使う．

・メッシュに通すことで均質となる．

2-1 けんちん汁

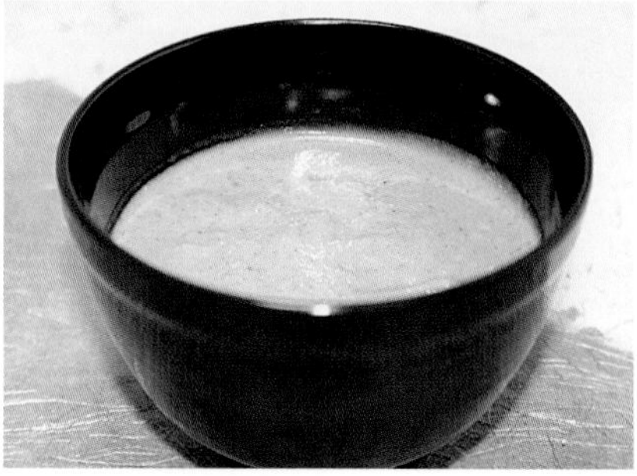

材料（1 人分）

だいこん…………………20 g

にんじん…………………5 g

さといも…………………20 g

こまつな…………………10 g

サラダ油…………………3 g

だし汁…………………150 g

塩…………………0.5 g

こいくちしょうゆ……2 g

酒…………………2 g

作り方

❶ けんちん汁（p.116）をミキサーでペースト状にする．

❷ ❶を 600 μ のメッシュに通す．

❸ 盛り付ける．

栄養価（1 人分）

エネルギー(kcal)	51
たんぱく質(g)	1.0
脂　質(g)	3.1
炭水化物(g)	5.4
塩　分(g)	0.8

食品物性（45 ℃）

かたさ(N/m^2)	280
付着性(J/m^3)	46
凝 集 性	0.83

POINT

けんちん汁の具と汁を一緒にミキサーにかける．

2-1 かぼちゃのポタージュスープ

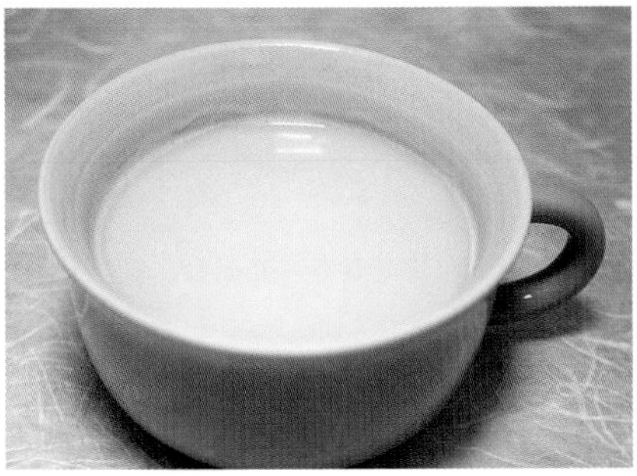

栄養価（1 人分）

エネルギー(kcal)	151
たんぱく質(g)	4.9
脂　質(g)	6.3
炭水化物(g)	22.3
塩　分(g)	0.9

食品物性（45 ℃）

かたさ(N/m^2)	119
付着性(J/m^3)	25
凝集性	0.91

材料（1 人分）

かぼちゃ……………………70 g
たまねぎ…………………… 30 g
バター………………………3 g
固形スープの素………………1 g
水………………………… 80 g
豆乳……………………… 100 g
塩………………………… 0.3 g
こしょう……………………少々

作り方

❶ かぼちゃは種を取り，皮を落として薄切りにする．
❷ たまねぎは薄切りにする．
❸ 鍋にバターを熱し，❷をしんなりするまで炒める．
❹ ❸に❶，水，スープの素を加え，かぼちゃがやわらかくなるまで煮る．
❺ ❹に豆乳を加え，ミキサーにかけてなめらかにし，ざるでこして塩，こしょうで味を調える．
❻ ❺を 600 μ のメッシュに通す．
❼ 盛り付ける．

POINT

1 人分でつくると水が少し多めに必要になる．4 人分くらいをまとめてつくり，冷凍保存しておくとよい．

2-1 だいこんの煮もの

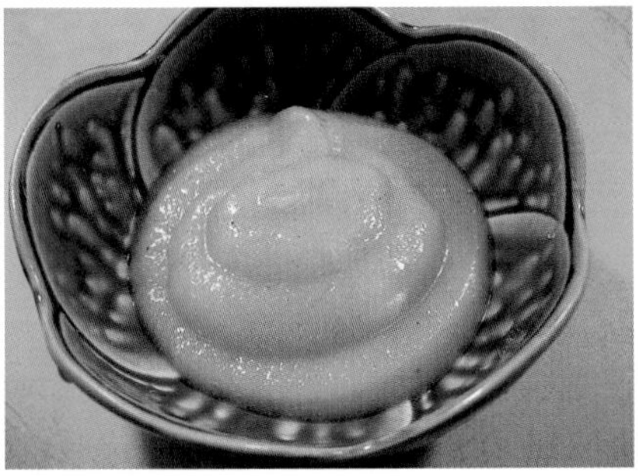

栄養価（1 人分）

エネルギー(kcal)	34
たんぱく質(g)	0.9
脂　質(g)	0.1
炭水化物(g)	7.2
塩　分(g)	0.9

食品物性（45 ℃）

かたさ(N/m^2)	507
付着性(J/m^3)	144
凝集性	0.76

材料（1 人分）

だいこん……………… 100 g
だし汁………………… 300 g
しょうゆ…………………6 g
みりん……………………6 g

作り方

❶ だいこんは 1 cm のいちょう切りにし，下茹でする．
❷ 鍋にだし汁と調味料を入れて煮立て，❶を加えてやわらかく煮る．
❸ ❷をミキサーに入れ，攪拌する．
❹ ❸を 600 μ のメッシュに通す．
❺ 盛り付ける．

POINT

ミキサーにかけた後，だいこんの煮汁が分離するようであれば，少量のとろみ調整食品を加える．

2-1 かぼちゃの煮もの

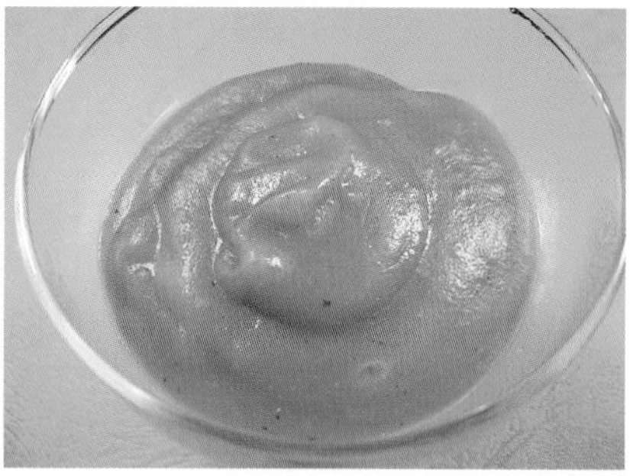

材料（1 人分）

冷凍かぼちゃ（市販）………… 60 g
だし汁……………………………75 g
砂糖………………………………3 g
しょうゆ…………………………4 g

作り方

❶ 半解凍したかぼちゃの皮を除き，だし汁，調味料を加えて煮る．
❷ やわらかくなったらミキサーにかける．
❸ ❷を 600 μのメッシュに通す．
❹ 盛り付ける．

栄養価（1 人分）

エネルギー(kcal)	60
たんぱく質(g)	1.6
脂　質(g)	0.2
炭水化物(g)	14.4
塩　分(g)	0.6

食品物性（45 °C）

かたさ(N/m^2)	1,442
付着性(J/m^3)	289
凝 集 性	0.47

POINT

・牛乳などで煮ると洋風の味付けになり，コクも出る．
・メッシュに通すことで均質となる．

2-1 なすのごま酢和え

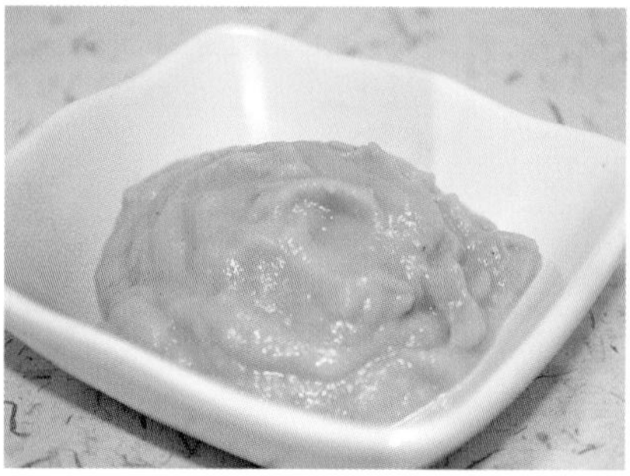

材料（1 人分）

なす………………………… 80 g
ねりごま……………………4 g
酢……………………………4 g
こいくちしょうゆ…………2 g
砂糖…………………………2 g
酒……………………………1 g

作り方

❶ なすはへたを落とし，皮つきのまま蒸し器で竹串がすっと通るまでやわらかく蒸す．
❷ ❶の皮をむき，半分の長さに切り，食べやすい大きさに手で裂く．
❸ ボウルにねりごま，調味料を混ぜ，❷を加えて和える．
❹ ❸をミキサーでペースト状にする．
❺ ❹を 600 μのメッシュに通す．
❻ 盛り付ける．

栄養価（1 人分）

エネルギー(kcal)	52
たんぱく質(g)	1.8
脂　質(g)	2.5
炭水化物(g)	7.0
塩　分(g)	0.3

食品物性（45 °C）

かたさ(N/m^2)	1,089
付着性(J/m^3)	209
凝 集 性	0.68

POINT

・なすは水分を多く含み，ミキサーにかけるとなめらかに仕上がる．
・メッシュに通すことで均質となる．

2-1 麩の煮付け

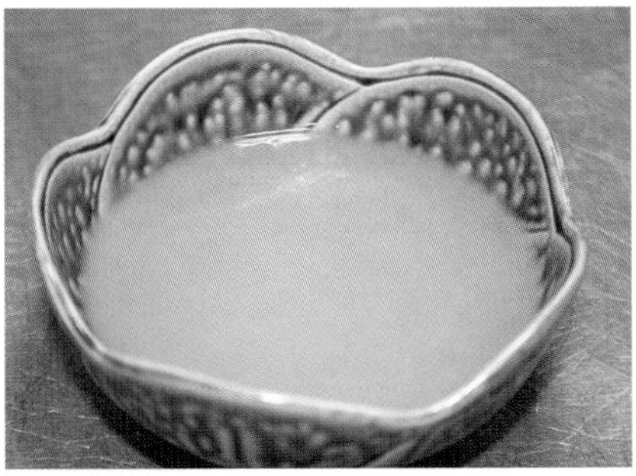

栄養価（1 人分）

エネルギー(kcal)	37
たんぱく質(g)	1.4
脂　質(g)	0.1
炭水化物(g)	7.1
塩　分(g)	0.8

食品物性（45 ℃）

かたさ(N/m^2)	241
付着性(J/m^3)	60
凝 集 性	0.74

材料（1 人分）

焼き麩……………………………4 g
だし汁………………………… 80 g
砂糖………………………………4 g
うすくちしょうゆ………………5 g
酒…………………………………4 g
食塩………………………… 0.5 g

作り方

❶ 鍋にだし汁，調味料を加えて煮立てる．
❷ ❶に焼き麩を入れて煮る．
❸ やわらかくなったら❷をミキサーにかける．
❹ 盛り付ける．

POINT

なめらかに仕上がるように，しっかりとミキサーにかける．

2-1 ほうれんそうのバターソテー

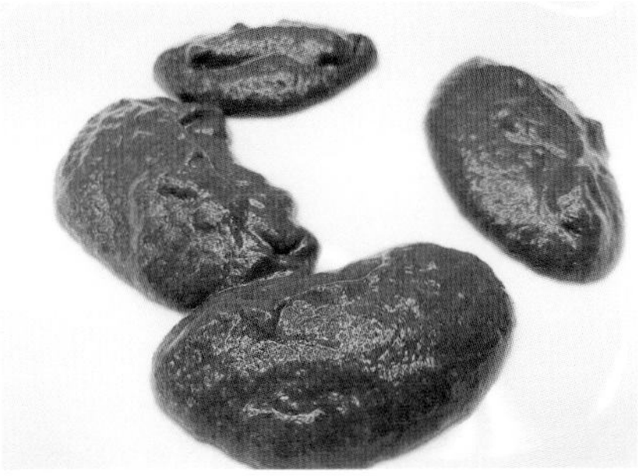

栄養価（1 人分）

エネルギー(kcal)	45
たんぱく質(g)	1.7
脂　質(g)	1.9
炭水化物(g)	6.5
塩　分(g)	0.5

食品物性（20 ℃）

かたさ(N/m^2)	573
付着性(J/m^3)	18
凝 集 性	0.645

材料（1 人分）

ほうれんそう……………… 50 g
しょうゆ……………………………3 g
バター………………………………2 g
粥ゼリー（p.71）………… 30 g
酵素剤（スベラカーゼ® ミート）
……………………………適量

作り方

❶ 酵素剤は，水 300 cc に 3 g（1％）溶かしておく．
❷ ほうれんそうは 5 cm くらいに切る．
❸ ❶を沸騰させ，❷を入れて弱火で 5 分程度茹で，冷水にとり水気を切る．
❹ フライパンにバターを入れて❸を炒め，しょうゆで調味する．
❺ ミキサーに❹と粥ゼリーを入れ，しっかりと攪拌する．
❻ ❺を 600 μ のメッシュに通す．
❼ 盛り付ける．

POINT

- ほうれんそうは酵素剤や重曹を入れて下茹ですると，やわらかく仕上がる．
- 加水せず，ミキサーにかけるときのつなぎには粥ゼリーを使う．
- メッシュに通すことで均質となる．

2-1 揚げなすのお浸し

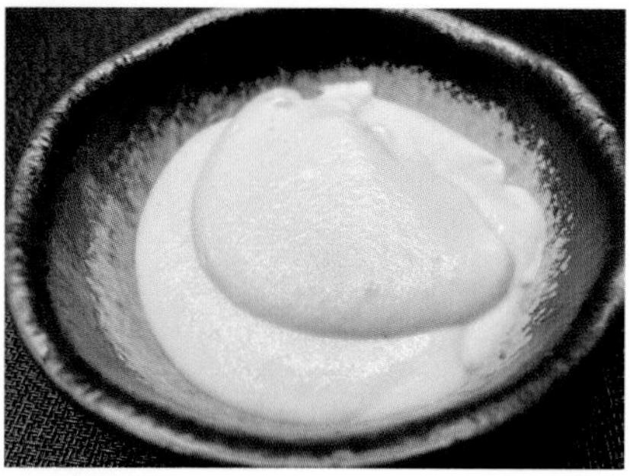

栄養価（1 人分）

エネルギー(kcal)	78
たんぱく質(g)	1.7
脂　質(g)	7.1
炭水化物(g)	9
塩　分(g)	0.3

食品物性（20 ℃）

かたさ(N/m²)	713
付着性(J/m³)	47
凝集性	0.669

材料（1 人分）

なす………………………130 g
しょうが……………………1 g
揚げ油……………………適量
粥ゼリー（p.71）……………10 g
3 倍濃縮めんつゆ……………3 g

作り方

❶ なすは皮をむき，乱切りにし，水につけてあくをとる．
❷ ❶の水気をふき取り，油で素揚げする．
❸ ❷と粥ゼリー，めんつゆ，しょうがのしぼり汁をミキサーにかける．
❹ ❸を 600 μ のメッシュに通す．
❺ 盛り付ける．

POINT

・ミキサーにかけるものは常菜ではなく，コード 4 を使用する．
・やわらかいものをミキサーにかけることで，余分な加水は不要となる．
・ミキサーにかけるときのつなぎには粥ゼリーを使う．
・メッシュに通すことで均質となる．

2-1 ブロッコリーのみそマヨ和え

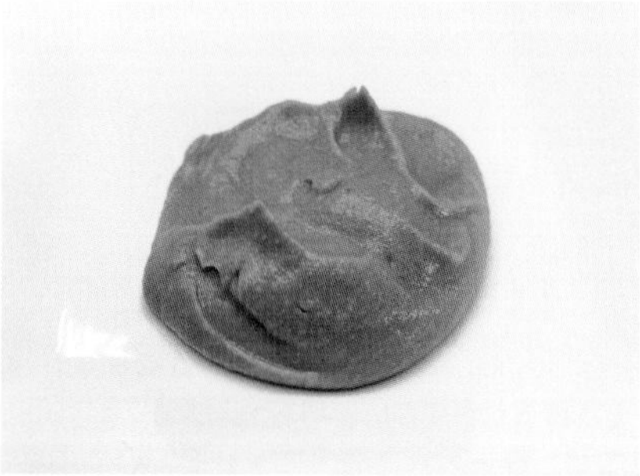

栄養価（1 人分）

エネルギー(kcal)	95
たんぱく質(g)	5.6
脂　質(g)	5.4
炭水化物(g)	10.2
塩　分(g)	0.8

食品物性（20 ℃）

かたさ(N/m²)	1,592
付着性(J/m³)	143
凝集性	0.722

材料（1 人分）

ブロッコリー……………… 80 g
マヨネーズ…………………6 g
みそ…………………………12 g
酵素剤（スベラカーゼ® ミート）
　…………………………適量
とろみ調整食品（ソフティア®S）
　…………………………0.2 g

作り方

❶ 酵素剤は，水 300 cc に 3 g（1 %）溶かしておく．
❷ ブロッコリーは一口大に切る．
❸ ❶を沸騰させ，❷を入れて弱火で 5 分程度茹で，冷水にとり水気を切る．
❹ ❸とみそ，マヨネーズをミキサーにかけ，とろみ調整食品で離水を調整する．
❺ ❹を 600 μ のメッシュに通す．
❻ 盛り付ける．

POINT

・酵素剤と食品を茹でる際，泡のようなあくが出るため，弱火で加熱する．
・ブロッコリーはミキサーにかけただけでは離水するため，とろみ調整食品で調整する．
・メッシュに通すことで均質となる．

2-1 かぶの含め煮

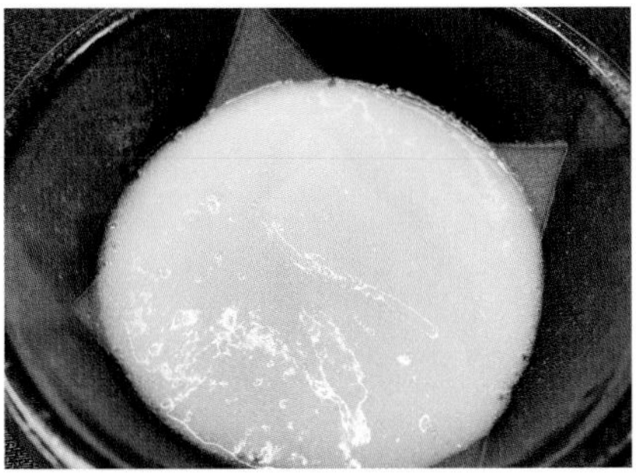

栄養価（1 人分）

エネルギー（kcal）	23
たんぱく質（g）	0.6
脂質（g）	0.1
炭水化物（g）	5.3
塩分（g）	0.5

食品物性（20 °C）

かたさ（N/m^2）	407
付着性（J/m^3）	108
凝集性	0.844

材料（1 人分）

かぶ……………………70 g
だし汁…………………40 g
しょうゆ………………3 g
酒………………………1 g
みりん…………………1 g
とろみ調整食品（ソフティア®S）
…………………………1.5 g

作り方

❶ かぶは皮をむき，横に半分に切り，一口大に切る．
❷ だし汁に調味料を合わせ，煮立たせる．
❸ ❷に❶を入れ，5 分ほど煮る．
❹ ミキサーに❸を入れ，しっかりと攪拌する．
❺ ❹をとろみ調整食品で粘度調整する．
❻ ❺を 600 μ のメッシュに通す．
❼ 盛り付ける．

POINT

・かぶは煮るとやわらかく，水分を多く含むため，つなぎは不要．
・粘度が低い場合は，とろみ調整食品で粘度調整する．
・メッシュに通すことで均質となる．

2-1 りんごのコンポート

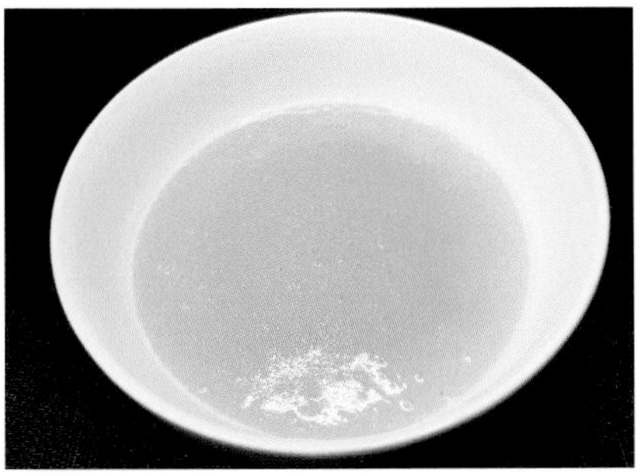

栄養価（1 人分）

エネルギー（kcal）	53
たんぱく質（g）	0.1
脂質（g）	0.1
炭水化物（g）	14.7
塩分（g）	0.0

食品物性（20 °C）

かたさ（N/m^2）	312
付着性（J/m^3）	70
凝集性	0.837

材料（1 人分）

りんご…………………60 g
砂糖……………………5 g
レモン汁………………1 g
水………………………15 g
とろみ調整食品（ソフティア®S）
…………………………0.2 g

作り方

❶ りんごは皮をむき，へたを取り，12 等分に切る．
❷ 電気圧力鍋に❶とむいた皮，砂糖，レモン汁，水を加え蓋をする．
❸ 圧力時間を 3 分に設定し，スイッチを押す．
❹ 圧が下がったら，取り出し，ミキサーにかける．
❺ ❹をとろみ調整食品で，離水しないように粘度調整する．
❻ ❺を 600 μ のメッシュに通す．
❼ 盛り付ける．

POINT

・りんごは電気圧力鍋を使用する．
・コンポートはミキサーにかけ，離水分をとろみ調整食品でまとめる．
・メッシュに通すことで均質となる．

2-1 ピーチコンポート

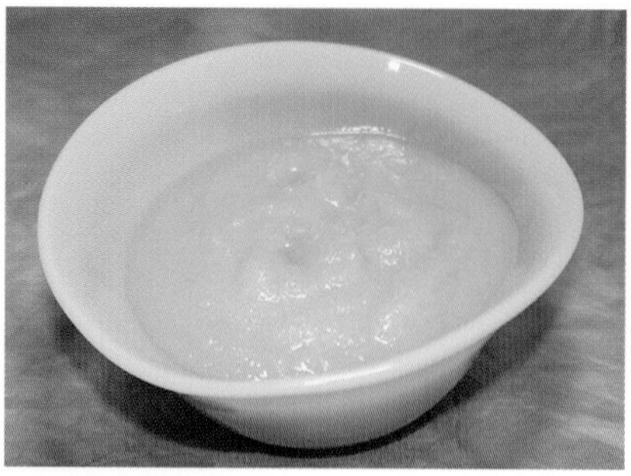

栄養価（1 人分）

エネルギー(kcal)	25
たんぱく質(g)	0.2
脂　質(g)	0.0
炭水化物(g)	6.2
塩　分(g)	0.0

食品物性（15 ℃）

かたさ(N/m²)	439
付着性(J/m³)	93
凝集性	0.88

材料（1 人分）

ももの缶詰（市販）············ 30 g

作り方

❶ ももの缶詰をミキサーにかける.
❷ ❶を 600 μ のメッシュに通す.
❸ 盛り付ける.

POINT

・なめらかに仕上がるように，しっかりとミキサーにかける.
・メッシュに通すことで均質となる.

コード 2-2

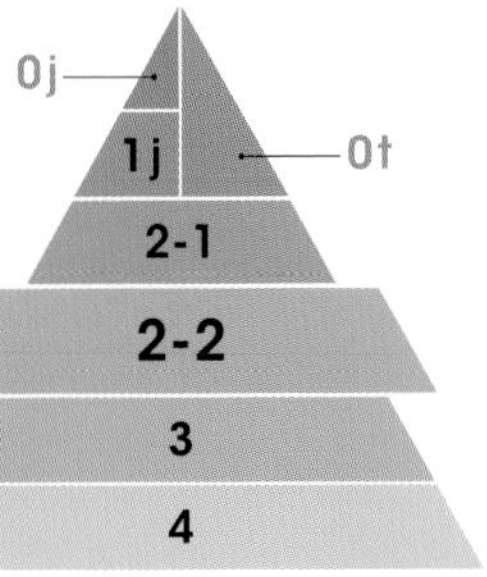

やわらかい粒などを含む不均質なピューレ，ペースト食，ミキサー食である．

コード 2-2 のかたさの目安：300 ～ 2,500 N/m^2，付着性：1,000 J/m^3 以下．食形態はピューレやペースト状になっていること．食事の温度帯は，冷やしたもの～常温～温めて提供するものなどさまざまである．温かいときにはやわらかいものもあるが，品温が低下すると物性はかたくなるので注意する．

2-2 ツナのたまご焼き

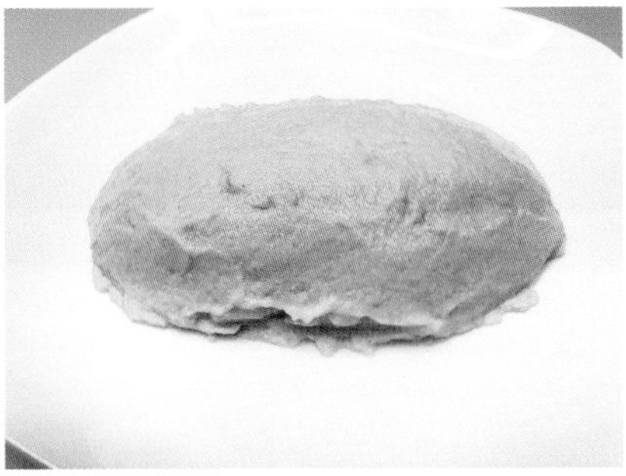

栄養価（1 人分）

エネルギー(kcal)	148
たんぱく質(g)	9.8
脂　　質(g)	7.5
炭水化物(g)	11.0
塩　　分(g)	0.6

食品物性（20 ℃）

かたさ(N/m^2)	1,432
付着性(J/m^3)	55
凝 集 性	0.588

材料（1 人分）

- 鶏卵…………………………… 30 g
- ツナ缶（市販）………………… 15 g
- ながいも……………………… 10 g
- しょうゆ………………………… 1 g
- サラダ油………………………… 2 g
- 粥ゼリー（p.71）…………… 50 g

作り方

❶ ながいもをすりおろし，卵，ツナ缶，しょうゆと一緒に合わせて，よく混ぜる．
❷ フライパンに油をひき，❶を焼く．
❸ ミキサーに，❷と粥ゼリーを入れ，しっかりと攪拌する．
❹ 盛り付ける．

POINT

- たまご焼きにながいものすりおろしを入れるとふんわり仕上がる．
- 加水せず，ミキサーにかけるときのつなぎには粥ゼリーを使う．
- 卵は再加熱で固まるため，裏ごししても時間がたつと不均質になりやすい．

2-2 スクランブルエッグ

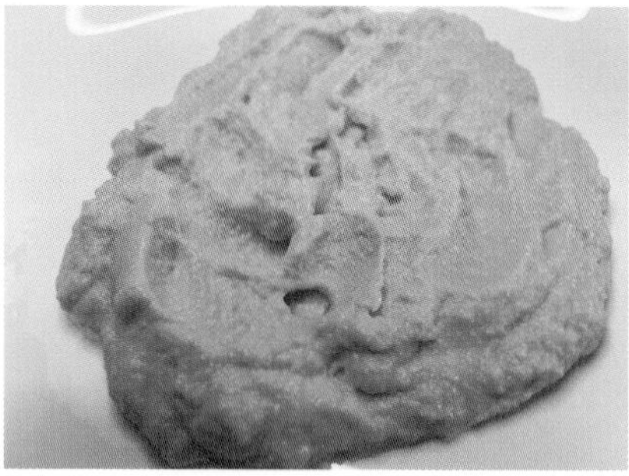

栄養価（1 人分）

エネルギー(kcal)	138
たんぱく質(g)	7.9
脂　質(g)	10.4
炭水化物(g)	4
塩　分(g)	0.4

食品物性（20 ℃）

かたさ(N/m^2)	1,790
付着性(J/m^3)	62
凝 集 性	0.612

材料（1 人分）

鶏卵……………………… 60 g
牛乳………………………10 g
マヨネーズ…………………4 g
塩………………………… 0.1 g
バター………………………1 g
粥ゼリー（p.71）………… 20 g

作り方

❶ ボウルに，卵，牛乳，マヨネーズ，塩を入れ，よく攪拌する．
❷ フライパンを温め，バターを溶かし，❶を入れて攪拌する．
❸ ある程度火が通ったら火を止め，余熱で火を通す．
❹ ミキサーに❸と粥ゼリーを入れ，なめらかになるまで攪拌する．
❺ 盛り付ける．

POINT

加水せず，ミキサーにかけるときのつなぎには粥ゼリーを使う．

2-2 豚しゃぶ

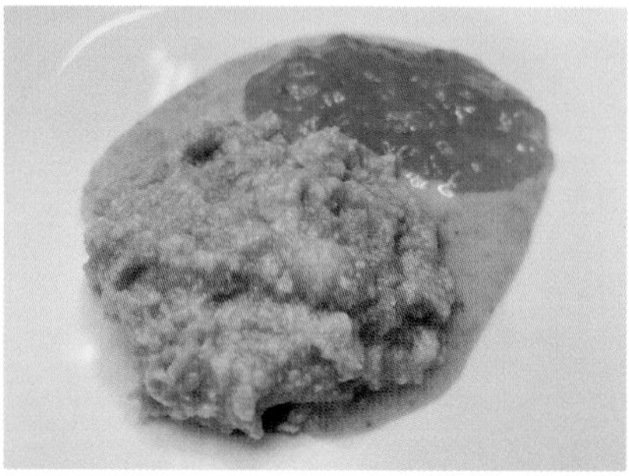

栄養価（1 人分）

エネルギー(kcal)	243
たんぱく質(g)	9.5
脂　質(g)	22.1
炭水化物(g)	3.8
塩　分(g)	0.3

食品物性（20 ℃）

かたさ(N/m^2)	2,094
付着性(J/m^3)	128
凝 集 性	0.666

材料（1 人分）

豚肉ばらしゃぶしゃぶ用
…………………60 g
はくさい…………60 g
酵素剤（スベラカーゼ® ミート）…………適量
だし汁……………60 g
ごまだれ……………5 g
水…………………10 g
とろみ調整食品（ソフティア®S）………… 0.5 g

作り方

❶ 酵素剤は，ⓐ水 300 cc に 15 g（5 %），ⓑ水 300 cc に 3 g（1 %）溶かしておく．
❷ 豚ばら肉はⓐに一晩漬け込んでおく．
❸ はくさいは葉･軸ともに，繊維に逆らって 1 cm 程度に切る．
❹ ⓑを沸騰させ，❸を入れて弱火で 5 分程度茹で，冷水にとり，水気を切る．
❺ 湯を沸かし，❷の酵素液を切った豚肉を入れ，弱火で茹で，冷水にとり，水気を切る．
❻ ❹はだし汁と，❺はそのまま，それぞれミキサーに入れ，攪拌し，とろみ調整食品（0.2 g）で離水量を調整する．
❼ ごまだれと水を合わせ，とろみ調整食品（0.3 g）で中間程度のとろみをつける．
❽ ❼を器に盛り，その上に❻を盛り付ける．

POINT

・酵素剤を使い，食材をやわらかく仕上げる．
・酵素剤と食品を茹でる際，泡のようなあくが出るため，弱火で加熱する．
・はくさいはミキサーにかけただけでは離水するため，とろみ調整食品で調整する．

2-2 ビーフシチュー

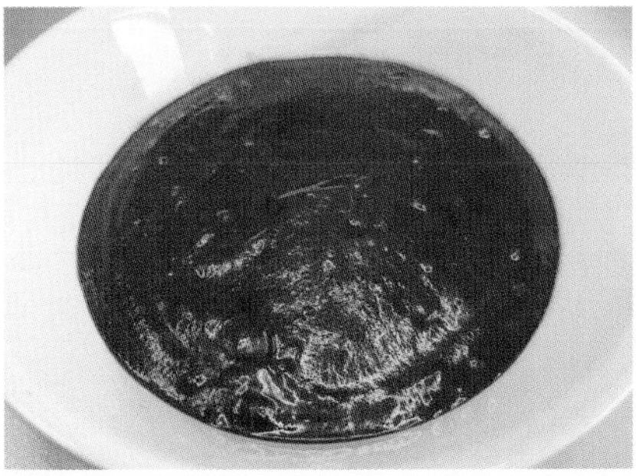

栄養価（1 人分）

エネルギー(kcal)	438
たんぱく質(g)	23.7
脂　質(g)	28.6
炭水化物(g)	23.0
塩　分(g)	2.4

食品物性（20 °C）

かたさ(N/m^2)	675
付着性(J/m^3)	35
凝 集 性	0.657

材料（1 人分）

ビーフシチュー（セブンイレブン）
…………………………120 g

作り方

❶ ビーフシチューの具とソースを一緒にミキサーにかける.
❷ 盛り付ける.

POINT

シチュー類は，具とソースとを一緒にミキサーにかける.

2-2 鶏の甘酢炒め

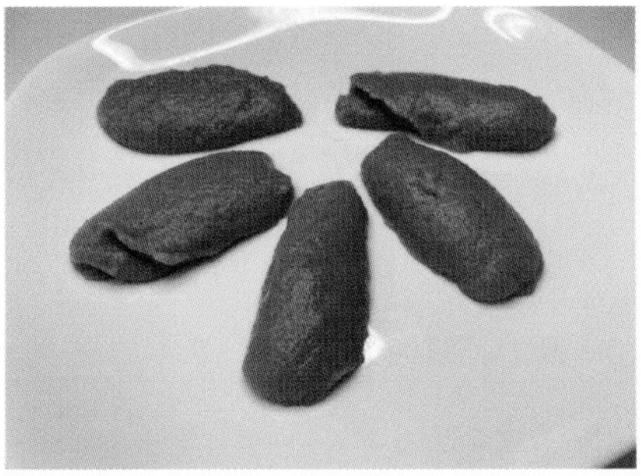

栄養価（1 人分）

エネルギー(kcal)	242
たんぱく質(g)	17.9
脂　質(g)	6.5
炭水化物(g)	29.9
塩　分(g)	2.2

食品物性（20 °C）

かたさ(N/m^2)	2,419
付着性(J/m^3)	104
凝 集 性	0.488

材料（1 人分）

鶏もも肉…………… 70 g
たまねぎ…………… 40 g
にんじん…………… 20 g
ピーマン…………… 10 g
しょうゆ…………… 12 g
砂糖………………… 8 g
ケチャップ………… 12 g
酢…………………… 12 g
水…………………… 12 g
サラダ油…………… 3 g
粥ゼリー（p.71）…… 70 g

作り方

❶ 鶏もも肉は一口大に切り，たまねぎはくし切り，にんじんとピーマンはいちょう切りにする.
❷ フライパンを熱し油をひき，❶を炒める.
❸ ❷の火が通ったら，調味料を加え，炒め合わせる.
❹ ミキサーに❸と粥ゼリーを入れ，しっかりと攪拌する.
❺ 盛り付ける.

POINT

・加水せず，ミキサーにかけるときのつなぎには粥ゼリーを使う.
・鶏もも肉は酵素漬け，野菜は下茹でしておけばよりやわらかくなり，ミキサーにかけやすく，つなぎも少なくて済む.

2-2 煮込みハンバーグ

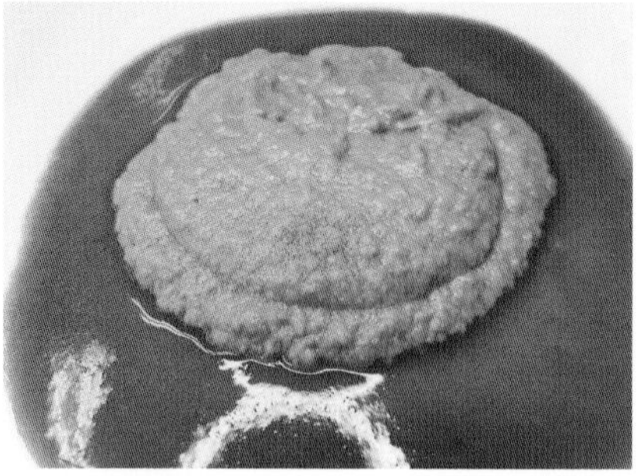

栄養価（1 人分）

エネルギー(kcal)	315
たんぱく質(g)	12.9
脂　　質(g)	21.3
炭水化物(g)	21.1
塩　　分(g)	1.8

食品物性（20 ℃）

かたさ(N/m^2)	1,687
付着性(J/m^3)	126
凝 集 性	0.676

材料（1 人分）

合いびき肉…………50 g
たまねぎ……………50 g
鶏卵………………… 15 g
パン粉………………… 3 g
塩…………………… 0.3 g
こしょう…………… 少々
バター……………… 10 g
たまねぎ…………… 25 g
小麦粉……………… 9 g
水………………… 200 g
顆粒コンソメ………… 1 g
ケチャップ・ウスターソース…………… 各 10 g

作り方

❶ たまねぎ（50 g）をすりおろし，卵，パン粉，塩，こしょうを合わせておく．
❷ ボウルに合いびき肉を入れよく混ぜ，❶を加え粘りが出るまでよく混ぜる．
❸ フライパンにバターをひき，弱火でスライスしたたまねぎ（25 g）を炒める．
❹ ❸に小麦粉を加え，少しずつ水を加え，ソースをつくる．
❺ ❹にコンソメ，ケチャップ，ウスターソースを加え煮たたせ，置いておく．
❻ フライパンで小判型にまとめた❷の両面を軽く焼く．
❼ ❻に❺を戻し，中火でゆっくり火を通す．
❽ ❼のハンバーグのみを取り出し，ミキサーにかける．
❾ ❼のソースは別にミキサーにかける．
❿ 器に❾をひき，❽を盛り付ける．

POINT

・やわらかい料理は，ミキサーにかけやすい．
・ハンバーグとソースは別々にミキサーにかける．

2-2 豆腐ハンバーグ

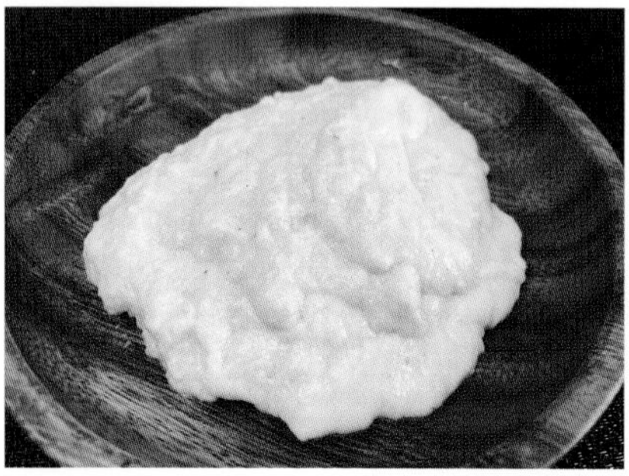

栄養価（1 人分）

エネルギー(kcal)	234
たんぱく質(g)	10.9
脂　　質(g)	14.1
炭水化物(g)	19.1
塩　　分(g)	0.4

食品物性（20 ℃）

かたさ(N/m^2)	1,821
付着性(J/m^3)	90
凝 集 性	0.534

材料（1 人分）

鶏ひき肉……………40 g
絹ごし豆腐…………40 g
たまねぎ……………40 g
パン粉………………… 3 g
マヨネーズ…………… 6 g
塩…………………… 0.2 g
こしょう…………… 少々
サラダ油……………… 3 g
粥ゼリー（p.71）……80 g

作り方

❶ たまねぎはすりおろす．
❷ ボウルに❶と残りの材料を入れ，鶏ひき肉と豆腐をつぶすようにしっかり混ぜる．
❸ ❷を丸め，油をひいたフライパンで蒸し焼きにする．
❹ ミキサーに❸と粥ゼリーを入れ，しっかりと攪拌する．
❺ 盛り付ける．

POINT

加水せず，ミキサーにかけるときのつなぎには粥ゼリーを使う．

2-2 さばのみそ煮

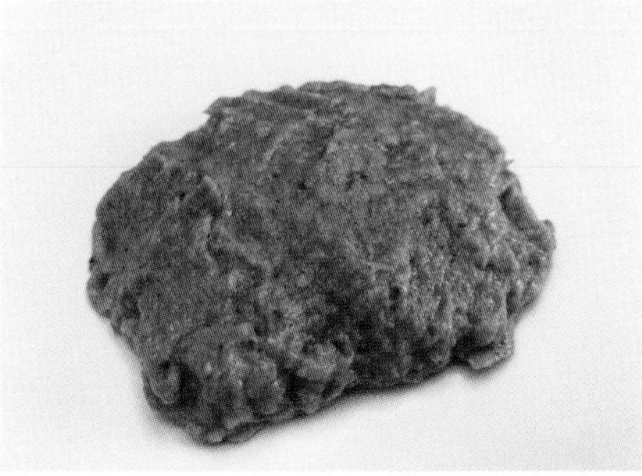

栄養価（1 人分）

エネルギー(kcal)	189
たんぱく質(g)	6.0
脂　質(g)	12.4
炭水化物(g)	13.8
塩　分(g)	0.9

食品物性（20 ℃）

かたさ(N/m^2)	1,254
付着性(J/m^3)	70
凝 集 性	0.615

材料（1 人分）

さばのみそ煮（セブンイレブン）…………………………70 g

粥ゼリー（p.71）…………… 40 g

作り方

❶ さばのみそ煮と粥ゼリーをミキサーに入れて撹拌する.

❷ 盛り付ける.

POINT

加水せず，粥ゼリーをつなぎに使う.

2-2 コールスローサラダ

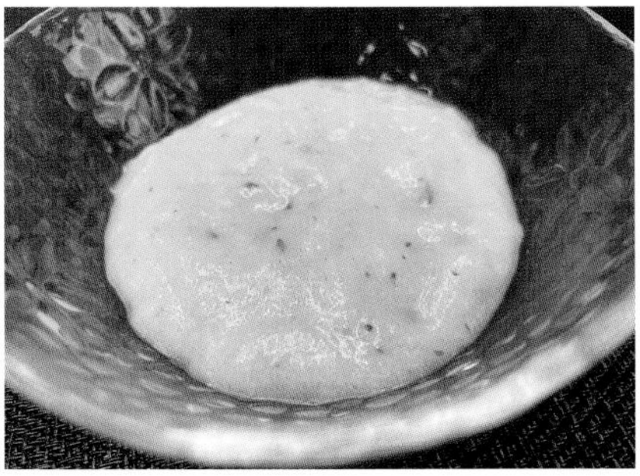

栄養価（1 人分）

エネルギー(kcal)	40
たんぱく質(g)	0.6
脂　質(g)	2.8
炭水化物(g)	4
塩　分(g)	0.4

食品物性（20 ℃）

かたさ(N/m^2)	796
付着性(J/m^3)	57
凝 集 性	0.796

材料（1 人分）

キャベツ…………………… 40 g

きゅうり……………………10 g

フレンチドレッシング（市販）…. 7 g

砂糖………………………… 1 g

酵素剤（スベラカーゼ® ミート）…………………………適量

とろみ調整食品（ソフティア®S）………………………… 0.5 g

作り方

❶ キャベツは短冊切り，きゅうりは厚さ 3 mm の半月切りにしておく.

❷ 酵素剤は水 300 cc に 3 g（1 %）溶かしておく.

❸ ❷を沸騰させ，❶を入れて弱火で 5 分程度茹で，冷水にとり水気を切る.

❹ ミキサーに，❸とフレンチドレッシング，砂糖を入れ，撹拌する.

❺ とろみ調整食品で，離水しないようにまとめる.

❻ 盛り付ける.

POINT

・酵素剤と食品を茹でる際，泡のようなあくが出るため弱火で加熱する.

・食材から水が出ることを防ぐため，とろみ調整食品で調整する.

2-2 ポテトサラダ

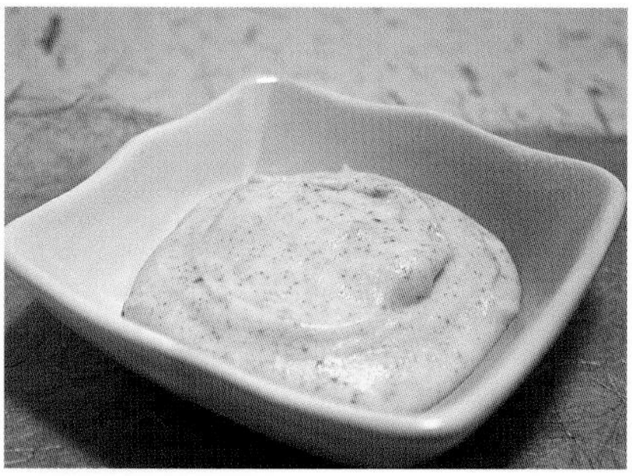

材料（1 人分）

じゃがいも……………………50 g
たまねぎ………………………5 g
にんじん………………………10 g
ゆで卵………………………13.8 g
塩……………………………0.3 g
こしょう………………………少々
マヨネーズ……………………10 g

作り方

❶ じゃがいも，にんじんはいちょう切りにして茹でる．
❷ ゆで卵はつぶしておく．
❸ たまねぎはスライスし，湯通しする．
❹ ❶～❸と調味料を和え，ミキサーで撹拌する．
❺ 盛り付ける．

栄養価（1 人分）

エネルギー(kcal)	119
たんぱく質(g)	2.9
脂　質(g)	9.1
炭水化物(g)	10.3
塩　分(g)	0.5

食品物性（15 °C）

かたさ(N/m^2)	2,265
付着性(J/m^3)	782
凝 集 性	0.74

POINT

じゃがいもはミキサーにかけると粘りが出やすいので，にんじんやたまねぎなどの野菜と一緒に撹拌する．

2-2 ほうれんそうの和風サラダ

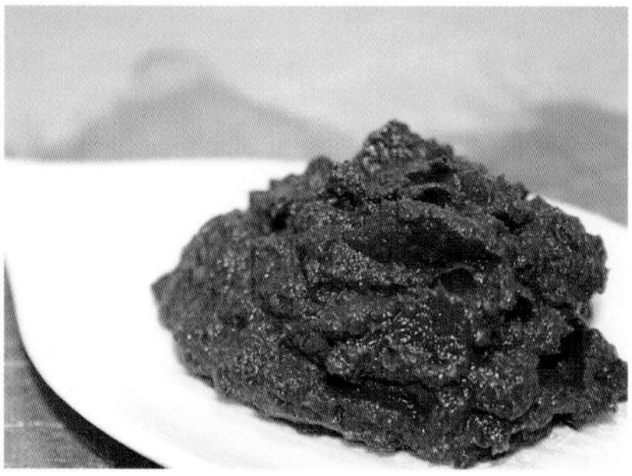

材料（1 人分）

ほうれんそう（葉先）…………70 g
にんじん………………………10 g
こいくちしょうゆ………………4 g
だし汁…………………………10 g
溶きがらし………………………1 g
ごま油……………………………2 g

作り方

❶ ほうれんそうはやわらかく茹でて，2 cm に切る．
❷ にんじんは短冊切りにして茹でる．
❸ ❶❷と調味料をミキサーに入れ，撹拌する．
❹ 盛り付ける．

栄養価（1 人分）

エネルギー(kcal)	38
たんぱく質(g)	2.0
脂　質(g)	2.4
炭水化物(g)	3.5
塩　分(g)	0.6

食品物性（15 °C）

かたさ(N/m^2)	2,044
付着性(J/m^3)	455
凝 集 性	0.66

POINT

繊維がなくなるまでしっかりとミキサーにかける．

2-2 フルーツヨーグルト

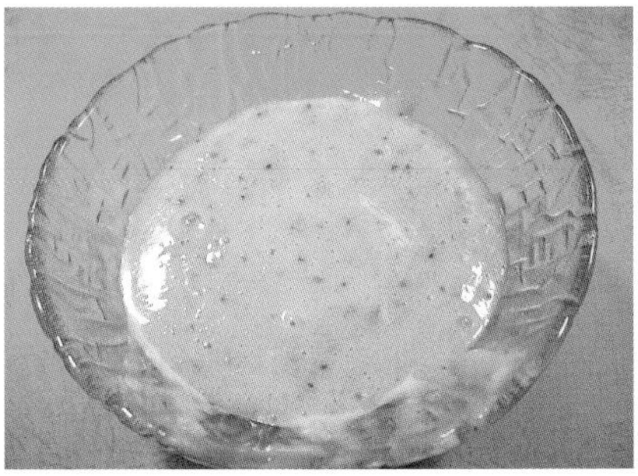

材料（1 人分）

バナナ・・・・・・・・・・・・・・・・・・・・・ 50 g
いちご・・・・・・・・・・・・・・・・・・・・・ 30 g
ヨーグルト・・・・・・・・・・・・・・・・・・・15 g
砂糖・・・・・・・・・・・・・・・・・・・・・・・・3 g

作り方

❶ ミキサーにすべての材料を入れて撹拌する．
❷ 盛り付ける．

栄養価（1 人分）

エネルギー（kcal）	73
たんぱく質（g）	1.4
脂　質（g）	0.2
炭水化物（g）	17.6
塩　分（g）	0.0

食品物性（15 ℃）

かたさ（N/m^2）	343
付着性（J/m^3）	84
凝 集 性	0.82

POINT

見た目をよく仕上げるために，フルーツのみをミキサーにかけ，ヨーグルトを上からかけてもよい．

2-2 こまつなの卵とじ

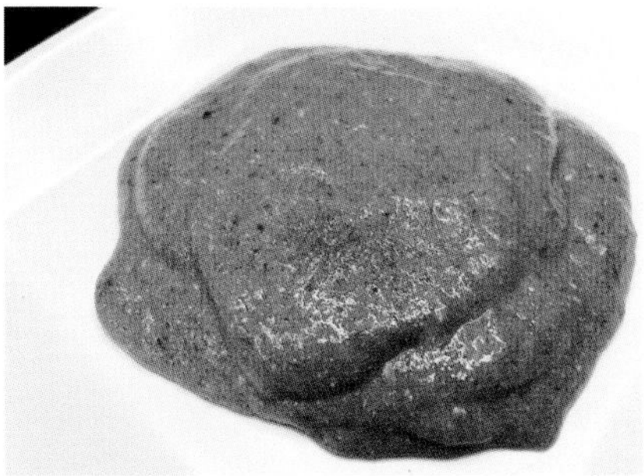

材料（1 人分）

こまつな・・・・・・・・・・・・・・・・・・・・ 50 g
鶏卵・・・・・・・・・・・・・・・・・・・・・・・25 g
だし汁・・・・・・・・・・・・・・・・・・・・ 100 g
しょうゆ・・・・・・・・・・・・・・・・・・・・・9 g
みりん・・・・・・・・・・・・・・・・・・・・・・9 g
粥ゼリー（p.71）・・・・・・・・・・・・・ 50 g

作り方

❶ こまつなは 3 cm 程度に切っておく．
❷ だし汁を沸かし，調味料を入れ，❶を煮る．
❸ ❷がやわらかくなったら，溶き卵でとじる．
❹ ミキサーに，❸と粥ゼリーを入れて，しっかりと撹拌する．
❺ 盛り付ける．

栄養価（1 人分）

エネルギー（kcal）	103
たんぱく質（g）	5.1
脂　質（g）	2.7
炭水化物（g）	13.7
塩　分（g）	1.4

食品物性（20 ℃）

かたさ（N/m^2）	885
付着性（J/m^3）	37
凝 集 性	0.613

POINT

ミキサーにかけるときのつなぎには粥ゼリーを使う．

2-2 だいこんの炊き合わせ

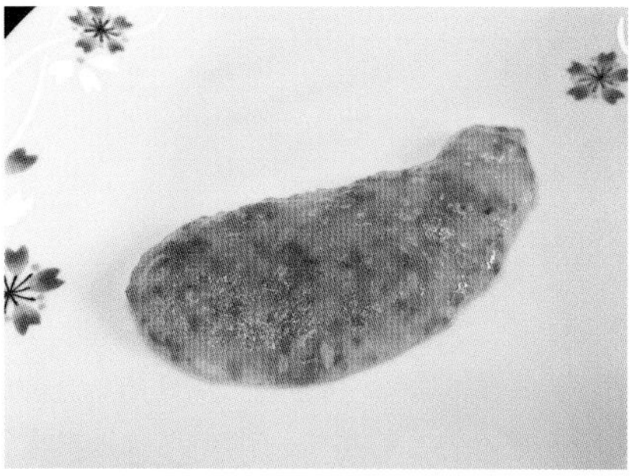

材料（1 人分）

だいこん…………40 g
にんじん…………15 g
いんげん…………5 g
だし汁…………50 g
酵素剤（スベカラーゼ® ミート）…………適量
うすくちしょうゆ…………2 g
みりん…………1 g
砂糖…………1 g
とろみ調整食品（ソフティア®S）…………0.5 g

作り方

❶ だいこんとにんじんは乱切りに，いんげんは厚さ 3 cm に切る．
❷ 酵素剤は水 300 cc に 3 g（1 %）溶かしておく．
❸ ❷を沸騰させ，❶を入れて弱火で 5 分程度茹で，冷水にとり水気を切る．
❹ だし汁に調味料を入れて沸かし，❸を入れ，弱火でゆっくり煮る．
❺ ミキサーに，❹の具材を入れ，攪拌する．
❻ ❺をとろみ調整食品で離水しないようにまとめて，盛り付ける．

栄養価（1 人分）

エネルギー（kcal）	20
たんぱく質（g）	0.5
脂　質（g）	0.1
炭水化物（g）	5.1
塩　分（g）	0.3

食品物性（20 ℃）

かたさ（N/m^2）	598
付着性（J/m^3）	44
凝集性	0.743

POINT

・酵素剤と食品を茹でる際，泡のようなあくが出るため，弱火で加熱する．
・だいこんから水が出ることを防ぐために，とろみ調整食品で中間程度のとろみに調整する．

2-2 ピーマンの煮浸し

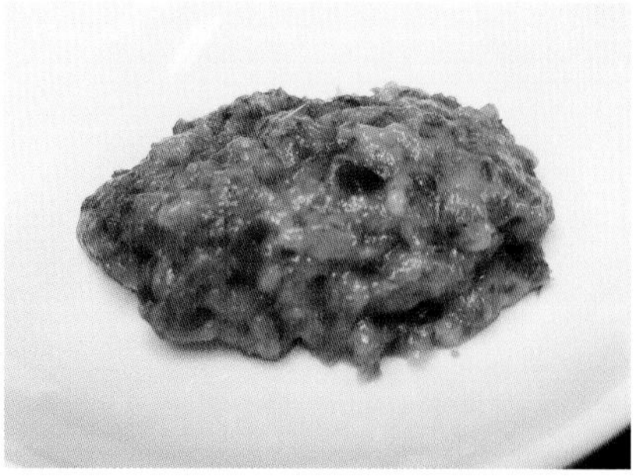

材料（1 人分）

ピーマン…………50 g
サラダ油…………2 g
しょうゆ…………4.5g
酒…………4g
みりん…………4.5 g
だし汁…………50 g
粥ゼリー（p.71）…………50g

作り方

❶ ピーマンは縦半分に切って種を取り，さらに縦半分に切る．
❷ フライパンに油をひき，❶を入れ，炒める．
❸ ❷にだし汁と調味料を入れ，煮立たせる．
❹ ❸を粥ゼリーと一緒にミキサーにかける．
❺ 盛り付ける．

栄養価（1 人分）

エネルギー（kcal）	79
たんぱく質（g）	1.4
脂　質（g）	2.3
炭水化物（g）	12.8
塩　分（g）	0.7

食品物性（20 ℃）

かたさ（N/m^2）	1,767
付着性（J/m^3）	29
凝集性	0.556

POINT

・煮浸しにし，やわらかく加熱する．
・ミキサーにかけるときのつなぎには粥ゼリーを使う．

2-2 とろろ汁

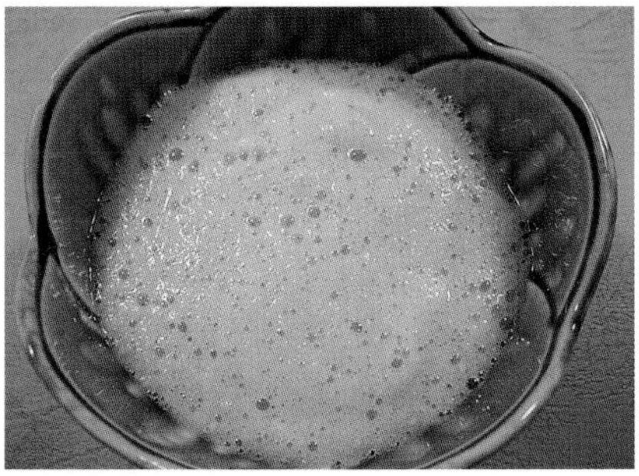

栄養価（1 人分）

エネルギー（kcal）	35
たんぱく質（g）	1.0
脂　質（g）	0.1
炭水化物（g）	6.2
塩　分（g）	0.8

食品物性（20 °C）

かたさ（N/m²）	254
付着性（J/m³）	0.86
凝集性	55

材料（1 人分）

やまいも…………………… 30 g
だし汁……………………… 20 g
こいくちしょうゆ…………… 3.5 g
食塩…………………………少々
みりん……………………… 3.5 g
酒…………………………… 4.5 g

作り方

❶ やまいもは皮をむき，すり鉢で十分粘りが出るまですりおろす.
❷ だし汁に調味料を加えて煮立て，冷ましておく.
❸ ❶に❷を少しずつ加えてすりのばす.
❹ 盛り付ける.

POINT

・やまいもはすりおろすことで食べやすくなる.
・お粥の上にのせて食べてもよい.

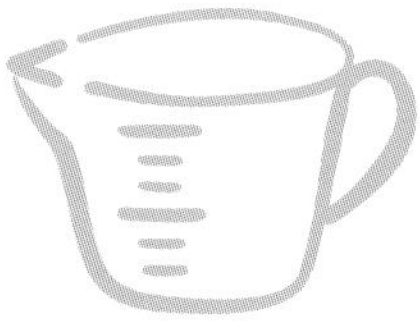

コード 3

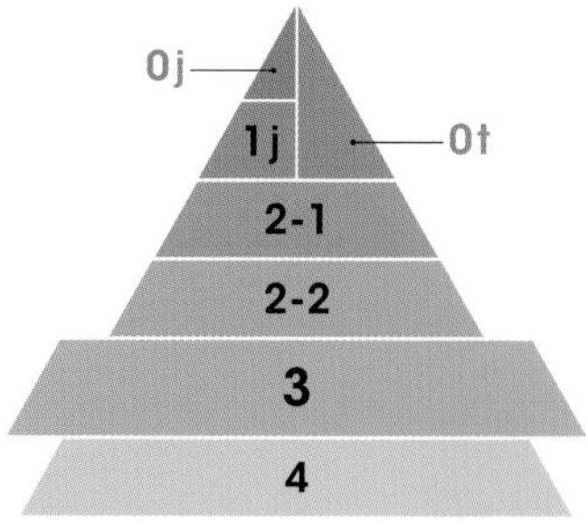

歯や補綴《ほてつ》物がなくても押しつぶしが可能で，食塊形成が容易であり，口腔内操作時に多量の離水がない食品である．

コード 3 のかたさの目安：12,000 N/m² 以下．食事の温度帯は，冷やしたもの～常温～温めて提供するものなどさまざまである．温かいときにはやわらかいものもあるが，品温が低下すると物性はかたくなるので注意する．

3 いも粥

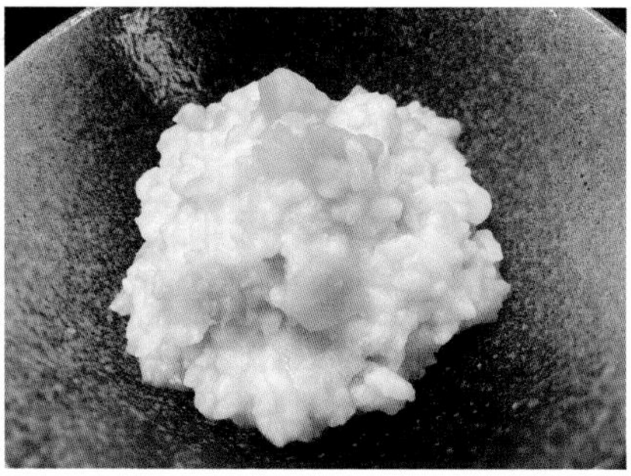

材料（1 人分）

- 無洗米……………………30 g
- 水…………………………150 g
- さつまいも………………20 g
- 塩…………………………0.2 g

作り方

❶ さつまいもは皮をむき，サイコロ状に切り，一度蒸しておく．
❷ 真空包装袋またはポリ袋に米と❶，水を入れ，真空でパッキングする．
❸ 湯煎機を 100 ℃に設定し，❷を入れて 60 分加熱する．
❹ 盛り付ける．

栄養価（1 人分）

エネルギー(kcal)	128
たんぱく質(g)	2.1
脂　質(g)	0.3
炭水化物(g)	29.7
塩　分(g)	0.2

食品物性（20 ℃）

かたさ(N/m^2)	5,723
付着性(J/m^3)	745
凝集性	0.384

POINT

さつまいもは先に蒸しておくと，よりやわらかく仕上がる．

3 シーフードチーズリゾット

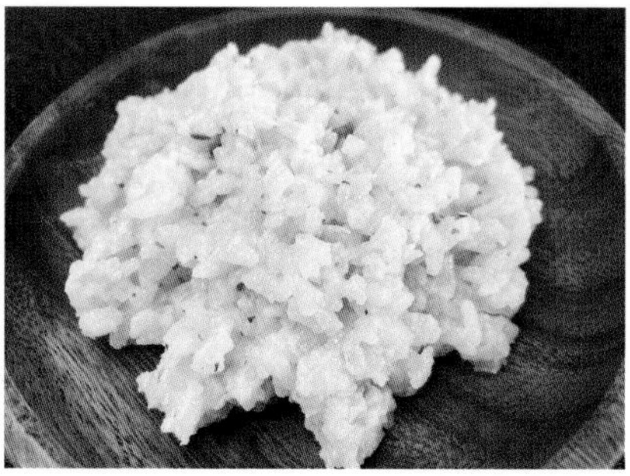

材料（1 人分）

- 米…………………………40 g
- シーフードのクリーム系パスタソース（市販）…………130 g
- 水…………………………70 g
- バター……………………2 g
- チーズ……………………9 g

作り方

❶ 真空包装袋またはポリ袋に米とパスタソース，水を入れ，真空でパッキングする．
❷ 湯煎機を 100 ℃に設定し，❶を入れて 60 分加熱する．
❸ ❷にバターとチーズを入れて，3 分おく．
❹ 盛り付ける．

栄養価（1 人分）

エネルギー(kcal)	229
たんぱく質(g)	8.1
脂　質(g)	6.0
炭水化物(g)	36.1
塩　分(g)	2.6

食品物性（20 ℃）

かたさ(N/m^2)	10,918
付着性(J/m^3)	338
凝集性	0.275

POINT

リゾットにチーズを入れるとまとまりやすくなる．

3 やわらかおはぎ

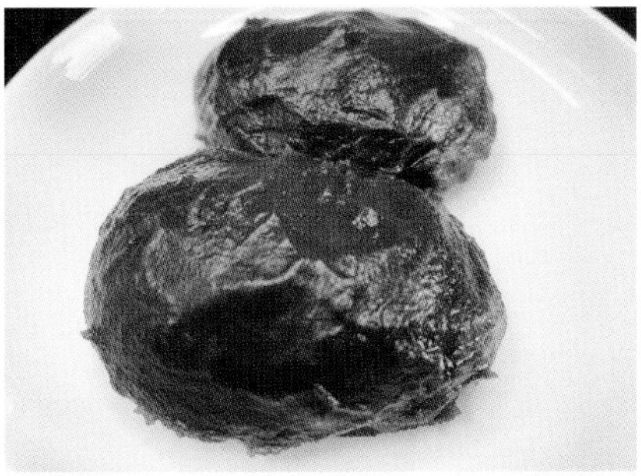

材料（1 人分）

無洗米‥‥‥‥‥‥‥‥‥‥‥ 30 g
水‥‥‥‥‥‥‥‥‥‥‥‥‥120 g
塩‥‥‥‥‥‥‥‥‥‥‥‥‥ 0.2 g
こしあん（市販）‥‥‥‥‥‥‥ 60 g
サラダ油‥‥‥‥‥‥‥‥‥‥‥4 g

作り方

❶ ポリ袋に米と水，塩を入れ，空気を抜くように，上のほうで結ぶ．
❷ 湯煎機を 100 ℃に設定し，❶を入れて 60 分加熱する．
❸ こしあんに油を混ぜ，しっかり練る．
❹ ❷を丸め，❸で包む．
❺ 盛り付ける．

栄養価（1 人分）

エネルギー(kcal)	265
たんぱく質(g)	4.7
脂　質(g)	4.5
炭水化物(g)	52.5
塩　分(g)	0.2

食品物性（20 ℃）

かたさ(N/m^2)	6,260
付着性(J/m^3)	777
凝 集 性	0.437

POINT

・もち米は使わない．
・米と水の割合は1：4 とし，固めの全粥をつくる．
・こしあんにはサラダ油を加え，なめらかにする．

3 だし巻き卵

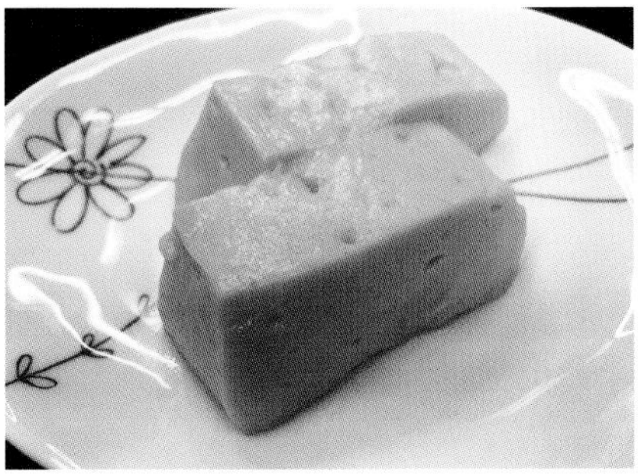

材料（1 人分）

だし巻き卵‥‥‥‥‥‥‥‥‥ 60 g
だし汁‥‥‥‥‥‥‥‥‥‥‥ 90 g
ゲル化剤（カタメリン®）‥‥‥ 1.3 g
上白糖‥‥‥‥‥‥‥‥‥‥‥‥3 g

作り方

❶ ミキサーに，だし巻き卵と温めただし汁などすべての材料を入れ，攪拌する．
❷ 型に入れて冷やし固める．
❸ 盛り付ける．

栄養価（1 人分）

エネルギー(kcal)	75
たんぱく質(g)	5.1
脂　質(g)	4.1
炭水化物(g)	4.8
塩　分(g)	0.6

食品物性（20 ℃）

かたさ(N/m^2)	2,546
付着性(J/m^3)	74
凝 集 性	0.525

POINT

・だし巻き卵に加水し，ゲル化させる．
・温かいだし汁を使うことで，なめらかにゲル化する．

3 アボカドのスクランブルエッグ

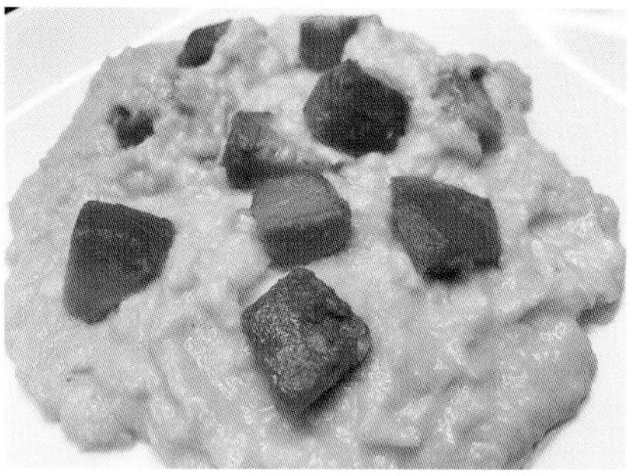

栄養価（1 人分）

エネルギー(kcal)	191
たんぱく質(g)	7.0
脂　　質(g)	17.8
炭水化物(g)	2.6
塩　　分(g)	0.6

食品物性（20 °C）

かたさ(N/m²)	8,365
付着性(J/m³)	99
凝 集 性	0.175

材料（1 人分）

鶏卵・・・・・・・・・・・・・・・・・・・・・・・・ 50 g
アボカド・・・・・・・・・・・・・・・・・・・・・15 g
牛乳・・・・・・・・・・・・・・・・・・・・・・・・・15 g
マヨネーズ・・・・・・・・・・・・・・・・・・・・2 g
塩・・・・・・・・・・・・・・・・・・・・・・・・・・0.2 g
バター・・・・・・・・・・・・・・・・・・・・・・・10 g

作り方

❶ ボウルに卵を割り入れよく混ぜる.
❷ ❶に牛乳，マヨネーズ，塩を入れ，さらに混ぜる.
❸ アボカドは皮をむき，1 cm 角に切っておく.
❹ フライパンにバターをひき，❸をさっと炒める.
❺ ❹に❷を加え，半熟に仕上げる.
❻ 盛り付ける.

POINT

・卵に牛乳を加えることで，やわらかく仕上がる.
・アボカドは加熱してさらにやわらかくする.

3 とんかつ煮

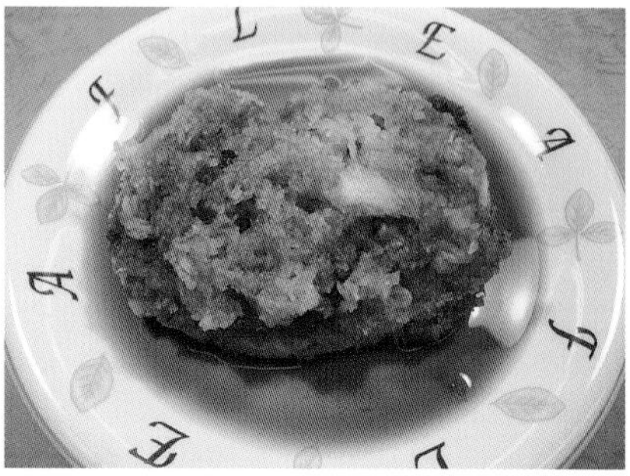

栄養価（1 人分）

エネルギー(kcal)	234
たんぱく質(g)	16.4
脂　　質(g)	11.3
炭水化物(g)	17.5
塩　　分(g)	1.9

食品物性（45 °C）

かたさ(N/m²)	10,600
付着性(J/m³)	78
凝 集 性	0.58

材料（1 人分）

豚ロース薄切り肉・・・・・60 g
ピザ用チーズ・・・・・・・・・・5 g
食塩・・・・・・・・・・・・・・・・ 0.3 g
こしょう・・・・・・・・・・・・・少々
小麦粉・・・・・・・・・・・・・・・・5 g
鶏卵・・・・・・・・・・・・・・・・・・5 g
パン粉・・・・・・・・・・・・・・・10 g
揚げ油・・・・・・・・・・・・・・・・4 g
だいこんおろし・・・・・・・40 g
だし汁・・・・・・・・・・・・・・・15 g
酒・・・・・・・・・・・・・・・・・・・・3 g
砂糖・・・・・・・・・・・・・・・・・・5 g
こいくちしょうゆ・・・・・・8 g

作り方

❶ 豚肉は塩，こしょうし，チーズを散らし，さらに豚肉をのせて 3 層にサンドする.
❷ ❶に小麦粉，溶き卵，パン粉の衣をつけ，油で揚げる.
❸ 鍋にだし汁，調味料を煮立て，❷を切って入れて，1 分間煮る.
❹ だいこんおろしを加え，さっと煮立てる.
❺ 盛り付ける.

POINT

・塊肉ではなく，薄切り肉を使う.
・チーズ以外にたまねぎ，トマトなどをはさんでもよい.

3 鶏団子のおろしあん

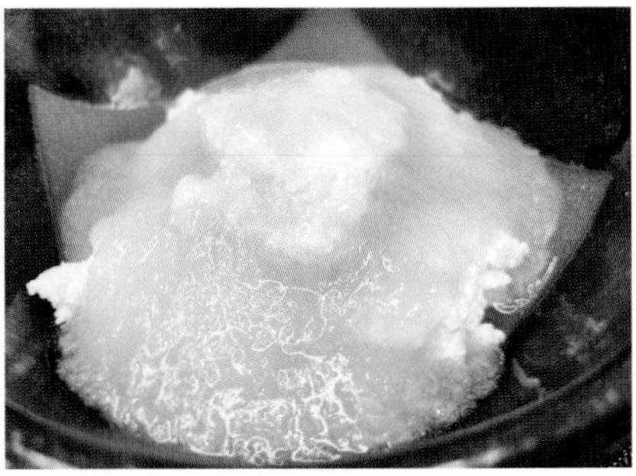

材料（1 人分）

鶏ももひき肉	50 g
たまねぎ	50 g
鶏卵	12 g
パン粉	3 g
牛乳	15 g
塩	0.2 g

だいこんおろし	30 g
だし汁	50 g
しょうゆ	3 g
みりん	3 g
かたくり粉	3 g

作り方

❶ ボウルに鶏ひき肉を入れ，粘りが出るまでよく混ぜる．
❷ たまねぎはすりおろす．
❸ ❷にパン粉，卵，牛乳を入れ，よく混ぜる．
❹ ❸に❶と塩を合わせ，粘りが出るまでよく混ぜる．
❺ だし汁に，だいこんおろしと調味料，かたくり粉を入れ，弱火でゆっくり加熱する．
❻ たっぷりのお湯を沸かし，❹を一口大にしたものを茹でる．
❼ ❻をざるに取り出す．
❽ ❻に❺をかけ，盛り付ける．

栄養価（1 人分）

エネルギー（kcal）	145
たんぱく質（g）	14.3
脂　質（g）	4.5
炭水化物（g）	13.8
塩　分（g）	0.8

食品物性（20 ℃）

かたさ（N/m^2）	3,342
付着性（J/m^3）	145
凝 集 性	0.450

POINT

・鶏肉とたまねぎは同量にする．
・しっかり粘りが出るまで混ぜないと，バラバラになってしまう．

3 豚しゃぶ

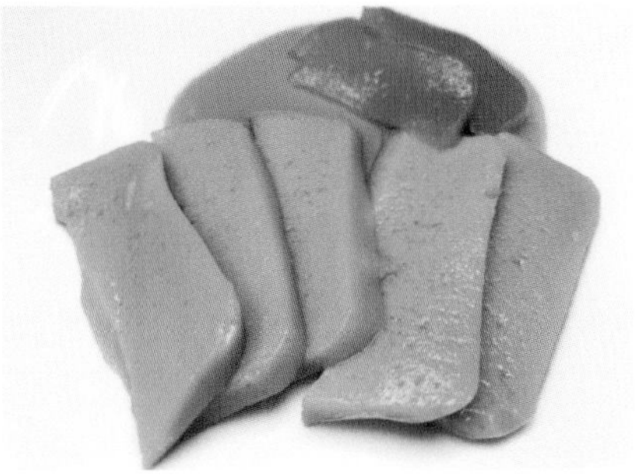

材料（1 人分）

豚肉ばらしゃぶしゃぶ用	60 g
はくさい	60 g
酵素剤（スベラカーゼ® ミート）	適量
だし汁	120 g
ゲル化剤（ホットでもゼリー®）	1.2 g
ごまだれ	5 g
水	20 g
とろみ調整食品（ソフティア®S）	0.4 g

作り方

❶ 酵素剤は，ⓐ水 300 cc に 15 g（5 %），ⓑ水 300 cc に 3 g（1 %）溶かしておく．
❷ 豚ばら肉はⓐに一晩漬け込んでおく．
❸ はくさいは葉･軸ともに，繊維に逆らって1 cm程度に切る．
❹ ⓑを沸騰させ，❸を入れて弱火で 5 分程度茹で，冷水にとり，水気を切る．
❺ 湯を沸かし，❷の酵素液を切った豚肉を入れ，弱火で茹で，冷水にとり，水気を切る．
❻ ❹と❺は，それぞれ同量のだし汁，ゲル化剤と一緒にミキサーに入れ，1 分以上攪拌する．
❼ ❻は，それぞれ85 ℃以上に加熱し，型に入れて冷やし固める．
❽ ごまだれと水を合わせ，とろみ調整食品で中間程度のとろみをつける．
❾ ❼の豚肉，はくさいをそれぞれ薄切りにする．
❿ ❽を器に盛り，その上に❾をのせる．

栄養価（1 人分）

エネルギー（kcal）	269
たんぱく質（g）	10.1
脂　質（g）	22.1
炭水化物（g）	9.9
塩　分（g）	0.8

食品物性（20 ℃）

かたさ（N/m^2）	8,727
付着性（J/m^3）	80
凝 集 性	0.335

POINT

・酵素剤を使い，食材をやわらかく仕上げる．
・酵素剤と食品を茹でる際，泡のようなあくが出るため弱火で加熱する．
・豚肉とはくさいはゲル化剤を用い，舌でつぶせるかたさに仕上げる．

3 豚の角煮

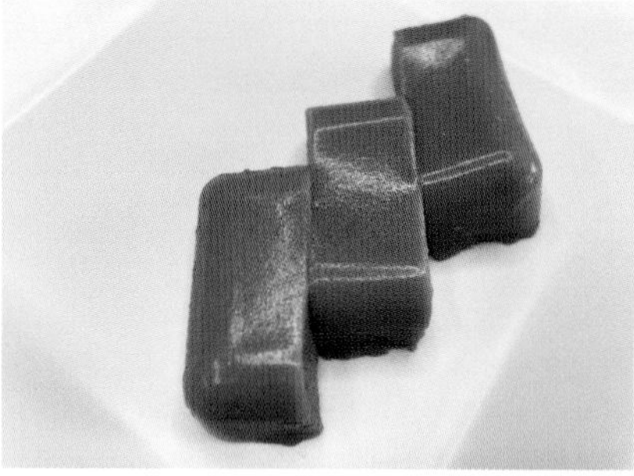

栄養価（1 人分）

エネルギー（kcal）	130
たんぱく質（g）	7.6
脂　質（g）	6.7
炭水化物（g）	8.0
塩　分（g）	1.0

食品物性（20 ℃）

かたさ（N/m^2）	4,669
付着性（J/m^3）	178
凝 集 性	0.464

材料（1 人分）

豚の角煮（市販チルド）･･････････ 60 g
だし汁････････････････････････ 60 g
ゲル化剤（ソフティア®G）･････ 1.2 g

作り方

❶ ミキサーに，豚の角煮とだし汁を入れ攪拌する．
❷ ❶にゲル化剤を入れ，さらに攪拌する．
❸ ❷を別の容器に移し，85 ℃以上になるように加熱する．
❹ ❸を型に流し，冷やし固める．
❺ 盛り付ける．

POINT

やわらかく調理された肉は，ミキサーにかけやすい．

3 豆腐の卵とじ

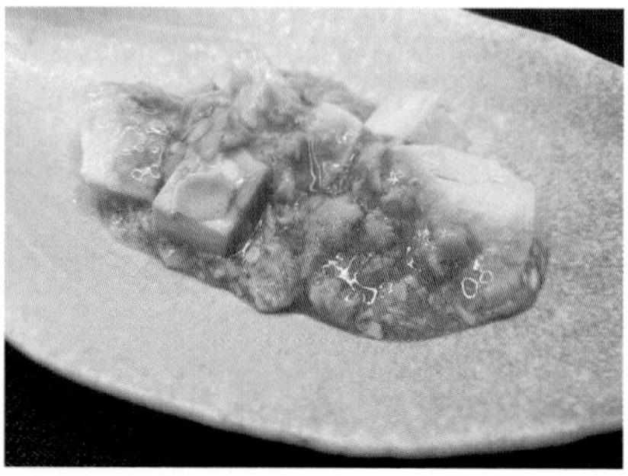

栄養価（1 人分）

エネルギー（kcal）	167
たんぱく質（g）	12.7
脂　質（g）	9.9
炭水化物（g）	6.8
塩　分（g）	1.0

食品物性（20 ℃）

かたさ（N/m^2）	3,011
付着性（J/m^3）	144
凝 集 性	0.550

材料（1 人分）

絹ごし豆腐････････････････････ 50 g
だし汁････････････････････････ 20 g
砂糖･････････････････････････2.5 g
しょうゆ･･････････････････････4 g
酒････････････････････････････2 g
みりん････････････････････････2 g
鶏卵･･････････････････････････ 80 g
とろみ調整食品（ソフティア®S）
･･････････････････････････････2 g

作り方

❶ 豆腐は一口大に切っておく．
❷ だし汁に調味料を入れて沸かし，❶を入れて軽く煮立たせる．
❸ ❷にとろみ調整食品でとろみをつける．
❹ 卵を溶き，❸に回し入れ，蓋をして 5 秒ほどおく．
❺ 盛り付ける．

POINT

・豆腐は加熱しすぎるとかたくなるため，注意する．
・卵でとじて，まとめる．

3 挽きわり納豆

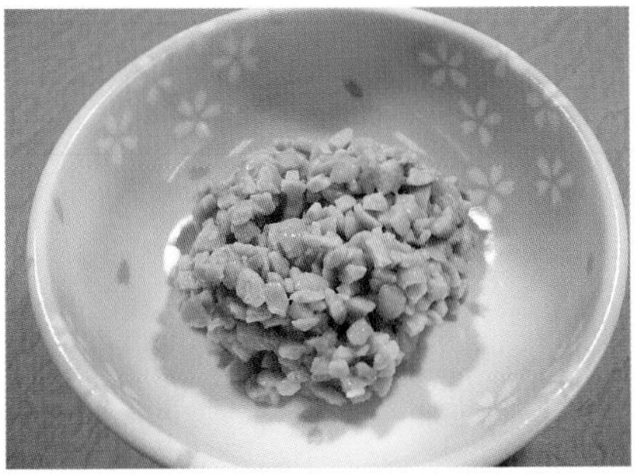

材料（1 人分）

挽きわり納豆…………… 40 g
しょうゆ…………………少々

作り方

❶ 納豆としょうゆを混ぜる．
❷ 盛り付ける．

栄養価（1 人分）

エネルギー(kcal)	76
たんぱく質(g)	6.8
脂　質(g)	4.0
炭水化物(g)	4.4
塩　分(g)	0.3

食品物性（15 ℃）

かたさ(N/m^2)	5,798
付着性(J/m^3)	115
凝集性	0.21

POINT

だいこんおろしや卵，とろろなどを混ぜると，より飲み込みやすくなる．

3 アボカド納豆

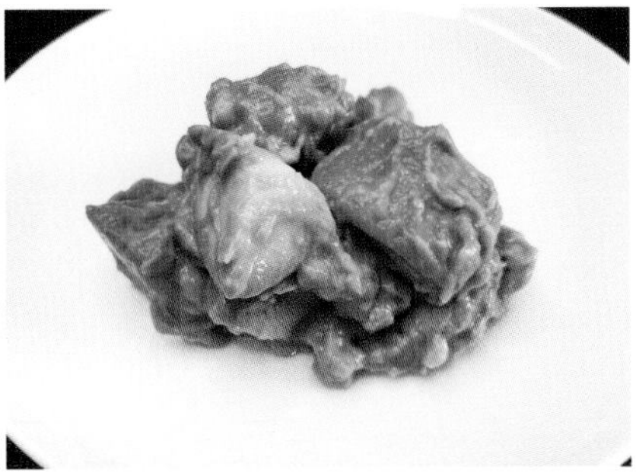

材料（1 人分）

アボカド…………………70 g
挽きわり納豆…………… 30 g
納豆のたれ………………5 g

作り方

❶ アボカドは皮をむき，2 cm 角に切る．
❷ すり鉢に，納豆とたれを入れ，すりつぶしておく．
❸ ❶と❷を合わせ，アボカドが軽くつぶれるように混ぜる．
❹ 盛り付ける．

栄養価（1 人分）

エネルギー(kcal)	181
たんぱく質(g)	6.5
脂　質(g)	15.3
炭水化物(g)	9.1
塩　分(g)	0.2

食品物性（20 ℃）

かたさ(N/m^2)	10,390
付着性(J/m^3)	496
凝集性	0.217

POINT

・納豆は挽きわりを使う．
・アボカドは軽くつぶすように混ぜる．

3 サーモンのムース

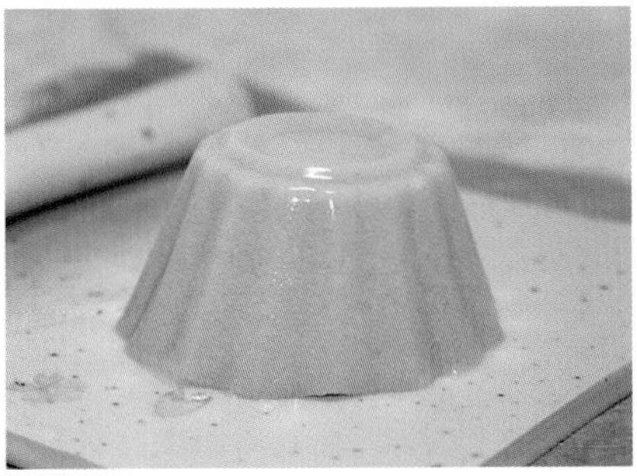

材料（1 人分）

生さけ………………… 50 g
コンソメスープ（ミキサー用）
……………………180 g
ゼラチン……………… 2.5 g
水…………………………15 g

作り方

❶ 水にゼラチンを入れ，膨潤させる．
❷ 生さけはコンソメスープで煮た後，水気を切り，コンソメスープ 180 g を加えてミキサーにかける．
❸ ❷を鍋に入れて加熱し，❶を加え，溶解したら型に流し込み，冷蔵し固める．
❹ 盛り付ける．

栄養価（1 人分）

エネルギー(kcal)	83
たんぱく質(g)	13.2
脂　質(g)	3.4
炭水化物(g)	0.9
塩　分(g)	1.0

食品物性（15 ℃）

かたさ(N/m^2)	7,540
付着性(J/m^3)	647
凝集性	0.41

POINT

上からクリームなどをかけると，味や見た目がよくなるとともに，舌ざわりのなめらかさ，表面のコーティング効果があり，食べやすい．

3 白身魚のムース

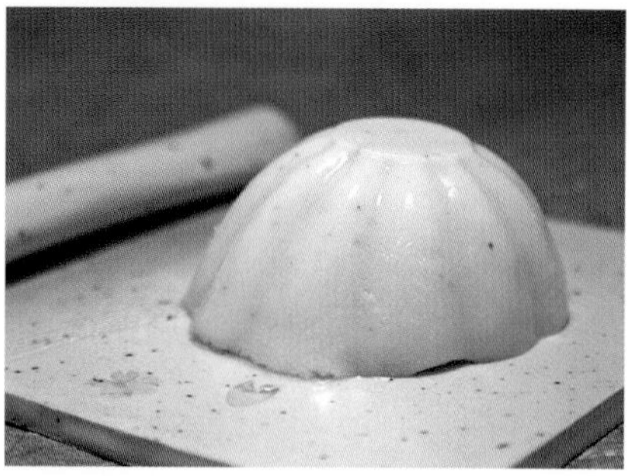

栄養価（1 人分）

エネルギー(kcal)	74
たんぱく質(g)	7.8
脂　質(g)	5.0
炭水化物(g)	0.0
塩　分(g)	0.6

食品物性（15 ℃）

かたさ(N/m^2)	4,994
付着性(J/m^3)	493
凝 集 性	0.45

材料（1 人分）

銀むつ……………………… 40 g
塩…………………………… 0.5 g
だし汁……………………… 80 g
ゼラチン…………………… 1.25 g
水…………………………… 7.5 g

作り方

❶ 銀むつは塩を振って焼く.
❷ 皮を取り除いた❶とだし汁をミキサーにかける.
❸ ❷を鍋に入れて加熱し，膨潤させたゼラチンを加え，溶解したら型に流し込み，冷やし固める.
❹ 盛り付ける.

POINT

白身魚のゼリーはパサパサしやすいので，油脂を添加したり，ソースをかけるとよい.

3 えびのムース

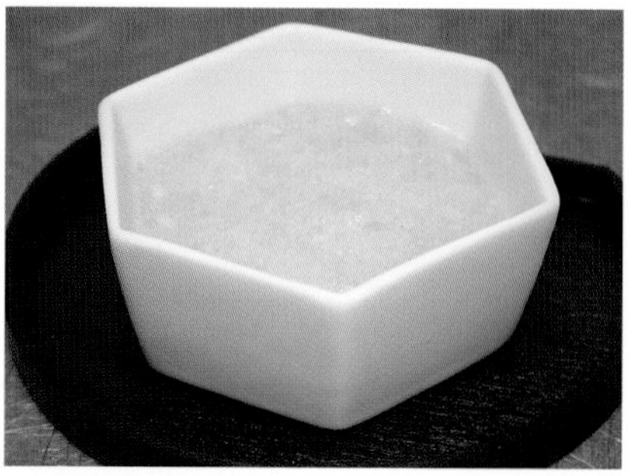

栄養価（1 人分）

エネルギー(kcal)	87
たんぱく質(g)	13.2
脂　質(g)	1.7
炭水化物(g)	5.3
塩　分(g)	1.1

食品物性（15 ℃）

かたさ(N/m^2)	3,431
付着性(J/m^3)	214
凝 集 性	0.48

材料（1 人分）

無頭えび…………… 35 g
かたくり粉………… 1.5 g
たまねぎ…………… 20 g
はんぺん…………… 10 g
鶏卵………………… 13 g
小麦粉……………… 1.5 g
だし汁……………… 150 g
うすくちしょうゆ…… 1.5 g
塩…………………… 0.5 g
ゼラチン…………… 3 g
水…………………… 15 g

作り方

❶ えびはかたくり粉でもみ洗いする.
❷ たまねぎはみじん切りにする.
❸ ❶を粘りが出るくらい十分たたき，そこに❷とはんぺんを手で崩しながら入れ，小麦粉，卵を入れる.
❹ ❸を一口大に丸め，茹でる.
❺ ❹とだし汁をミキサーにかける.
❻ ❺を鍋に入れて加熱し，調味料を加えた後に，膨潤させたゼラチンを加え，溶解したら型に流し込み，冷やし固める.
❼ 盛り付ける.

POINT

えびは，粘りが出るくらいしっかりたたく（またはフードプロセッサーにかける）と，なめらかに仕上がる.

3 まぐろのたたき

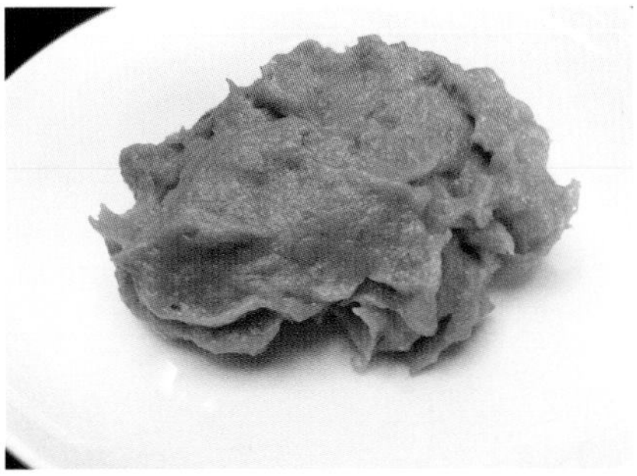

材料（1 人分）

まぐろ……………… 60 g
しょうゆ………………3 g

作り方

❶ まぐろは筋を取り，しょうゆを加え，粘りが出るように細かくたたく．
❷ 盛り付ける．

栄養価（1 人分）

エネルギー(kcal)	187
たんぱく質(g)	12.3
脂　質(g)	16.3
炭水化物(g)	0.3
塩　分(g)	0.6

食品物性（20 ℃）

かたさ(N/m²)	2,881
付着性(J/m³)	604
凝集性	0.469

POINT

まぐろは筋を取って，粘りが出るまでたたく．

3 さばのみそ煮

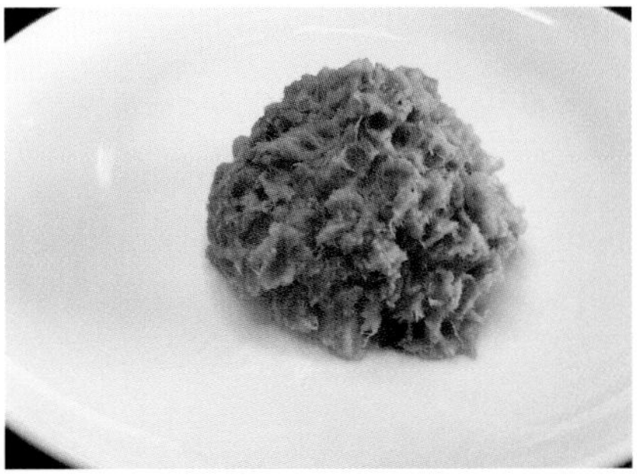

材料（1 人分）

さばのみそ煮（セブンイレブン）
……………… 80 g
じゃがいも…………… 30 g

作り方

❶ さばのみそ煮をほぐしておく．
❷ じゃがいもは蒸して，裏ごしする．
❸ ❶と❷を和える．
❹ 盛り付ける．

栄養価（1 人分）

エネルギー(kcal)	207
たんぱく質(g)	6.5
脂　質(g)	12.5
炭水化物(g)	19.0
塩　分(g)	0.9

食品物性（20 ℃）

かたさ(N/m²)	10,816
付着性(J/m³)	153
凝集性	0.255

POINT

・煮魚をマッシュポテトで和えることで，口当たりがやわらかくなる．
・じゃがいもは裏ごしすることでなめらかになりまとまる．

3 さけの塩焼き

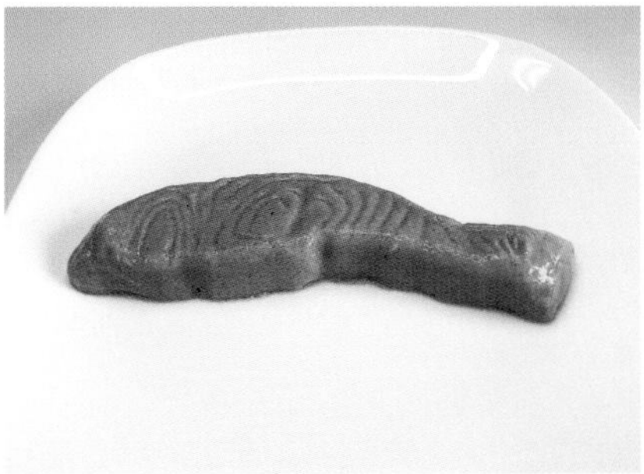

材料（1 人分）

さけの塩焼き（セブンイレブン）
……………… 50 g
だし汁……………… 50 g
ゲル化剤（ホットでもゼリー®）
………………1 g

作り方

❶ 皮を取り除いたさけとだし汁をミキサーで攪拌する．
❷ ❶にゲル化剤を加えて攪拌し，85 ℃以上に加熱する．
❸ ❷を型に入れて，冷やし固める．
❹ 盛り付ける．

栄養価（1 人分）

エネルギー(kcal)	69
たんぱく質(g)	6.9
脂　質(g)	4.6
炭水化物(g)	1.1
塩　分(g)	0.4

食品物性（20 ℃）

かたさ(N/m²)	6,233
付着性(J/m³)	89
凝集性	0.353

POINT

さけをミキサーにかけて，ゲル化剤で固める．

3 白和え

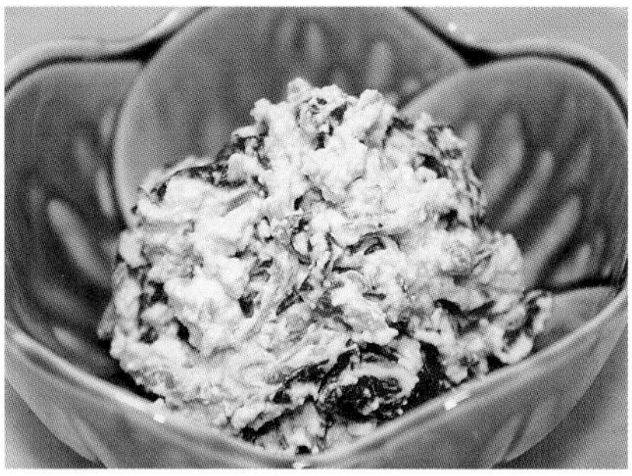

栄養価（1 人分）

エネルギー(kcal)	71
たんぱく質(g)	4.1
脂　質(g)	4.1
炭水化物(g)	6.3
塩　分(g)	0.3

食品物性（15 °C）

かたさ(N/m^2)	7,320
付着性(J/m^3)	173
凝 集 性	0.3

材料（1 人分）

ほうれんそう……………… 40 g
にんじん…………………15 g
木綿豆腐………………… 30 g
うすくちしょうゆ………… 1.5 g
砂糖……………………… 2 g
みそ……………………… 1.5 g
ねりごま………………… 4 g

作り方

❶ にんじんは小さい拍子木切りにし，やわらかく茹でる．
❷ ほうれんそうは茎のかたい部分を除き，2 cm の長さに切り，たっぷりの湯で茹でて水にさらし，水気をきつく絞る．
❸ 豆腐を電子レンジにかけ，水切りする．
❹ すり鉢に❸と調味料を入れ，なめらかになるまでする．
❺ ❹に❶と❷を加えて和える．
❻ 盛り付ける．

POINT

豆腐がつなぎとなり，食べにくい葉物などを食べやすくまとめてくれる．

3 ひじきの白和え

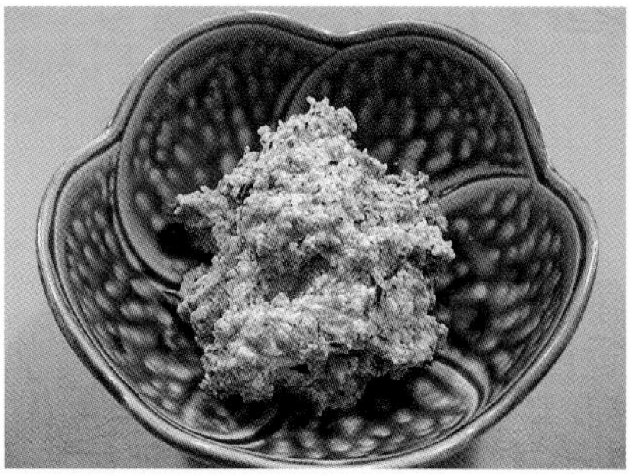

栄養価（1 人分）

エネルギー(kcal)	104
たんぱく質(g)	6.0
脂　質(g)	5.1
炭水化物(g)	12.6
塩　分(g)	0.8

食品物性（15 °C）

かたさ(N/m^2)	3,960
付着性(J/m^3)	392
凝 集 性	0.43

材料（1 人分）

干しひじき………… 1 g
にんじん………… 10.6 g
ごぼう…………… 5.6 g
生しいたけ……… 6.3 g
さやいんげん……… 3 g
ごま油……………… 1 g
だし汁……………40 g
砂糖……………… 1 g
うすくちしょうゆ…… 2 g
木綿豆腐…………40 g
ねりごま…………… 3 g
砂糖……………… 3 g
塩………………… 0.3 g
みそ……………… 2.5 g

作り方

❶ 干しひじきはたっぷりの水で戻しておく．
❷ 豆腐は水切りする．にんじんは 3 cm のマッチ棒，ごぼうはささがき，しいたけは半分に切りスライス，いんげんは斜めの薄切りにする．
❸ 鍋に油をひき，❶とにんじん，ごぼう，しいたけを炒め，だし汁を加え，やわらかくなるまで煮る．いんげんを加えさらに煮，調味料を加え，煮汁がなくなるまで煮含める．
❹ すり鉢に❷の豆腐とねりごま，砂糖，塩，みそをよく混ぜ，白和えの素をつくる．
❺ ❹に❸を加えて和える．
❻ ❺をミキサーでペースト状にして，盛り付ける．

POINT

ひじきなどの海藻類は，ミキサーにかけることで適度な粘りが出る．

3 なのはなの白和え

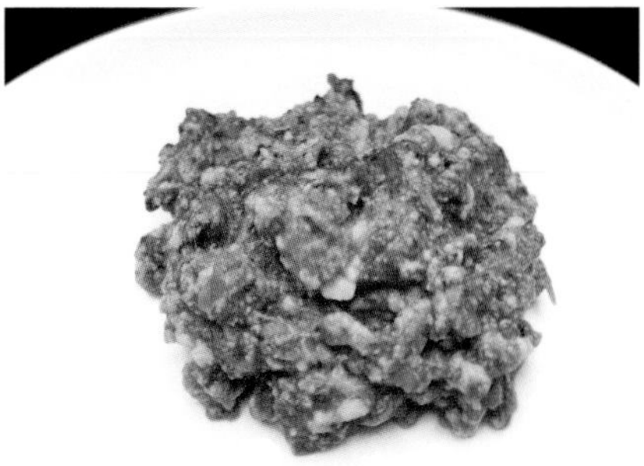

栄養価（1 人分）

エネルギー(kcal)	67
たんぱく質(g)	5.4
脂　質(g)	3.7
炭水化物(g)	4.5
塩　分(g)	0.5

食品物性（20 ℃）

かたさ(N/m²)	4,151
付着性(J/m³)	81
凝 集 性	0.345

材料（1 人分）

なのはな…………………… 30 g
木綿豆腐…………………… 50 g
ねりごま……………………2 g
砂糖……………………… 1.5 g
うすくちしょうゆ……………3 g
酵素剤（スベラカーゼ® ミート）
…………………………適量

作り方

❶ 酵素剤は水 300 cc に 3 g（1 %）溶かしておく.
❷ ❶を沸騰させ，なのはなを入れて弱火で 5 分程度茹で，冷水にとり水気を切る.
❸ 豆腐は軽く水を切っておく.
❹ 調味料を混ぜておく.
❺ ❸に❹を加え，よく練る.
❻ ❷を細かくたたき水気を絞り，❹と和える.
❼ 盛り付ける.

POINT

・葉ものを豆腐で和えることで，口当たりがなめらかになる.
・なのはなはたたいて繊維を切る.

3 昆布巻き

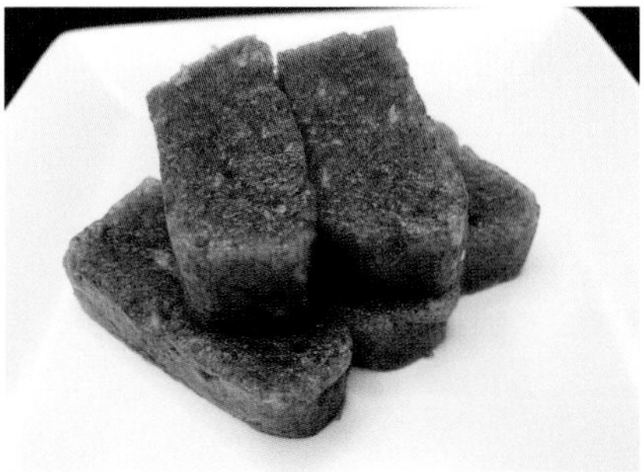

栄養価（1 人分）

エネルギー(kcal)	67
たんぱく質(g)	1.4
脂　質(g)	0
炭水化物(g)	15.2
塩　分(g)	2.7

食品物性（20 ℃）

かたさ(N/m²)	9,443
付着性(J/m³)	68
凝 集 性	0.349

材料（1 人分）

昆布巻き…………………… 30 g
だし汁……………………… 60 g
ゲル化剤（カタメリン®）…… 1.7 g

作り方

❶ だし汁は温めておく．
❷ 材料をすべて合わせ，ミキサーにかける.
❸ 型に入れて冷やし固める.
❹ 盛り付ける.

POINT

昆布巻きに加水し，ゲル化させる.

3 マッシュポテト

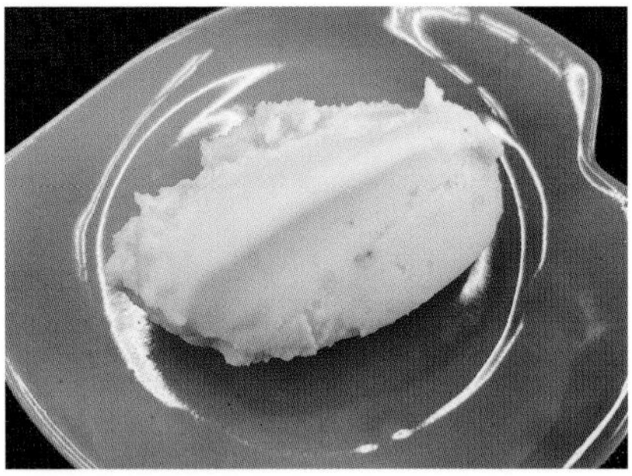

栄養価（1 人分）

エネルギー(kcal)	128
たんぱく質(g)	1.8
脂　質(g)	8.7
炭水化物(g)	15.1
塩　分(g)	0.3

食品物性（20 °C）

かたさ(N/m²)	5,462
付着性(J/m³)	1,727
凝 集 性	0.736

材料（1 人分）

じゃがいも・・・・・・・・・・・・・・・・・・ 80 g
生クリーム・・・・・・・・・・・・・・・・・・ 20 g
塩・・・・・・・・・・・・・・・・・・・・・・・・・0.3 g
こしょう・・・・・・・・・・・・・・・・・・・・少々

作り方

❶ じゃがいもは皮をむき，茹で，温かいうちにしっかり裏ごしする．
❷ ❶に塩，こしょう，生クリームを加え，なめらかになるように混ぜる．
❸ 盛り付ける．

POINT

・じゃがいもに油脂を加えることでなめらかに仕上がる．
・バターではなく生クリームを加えることで，冷めてもかたくなりにくい．

3 さつまいものクリーム煮

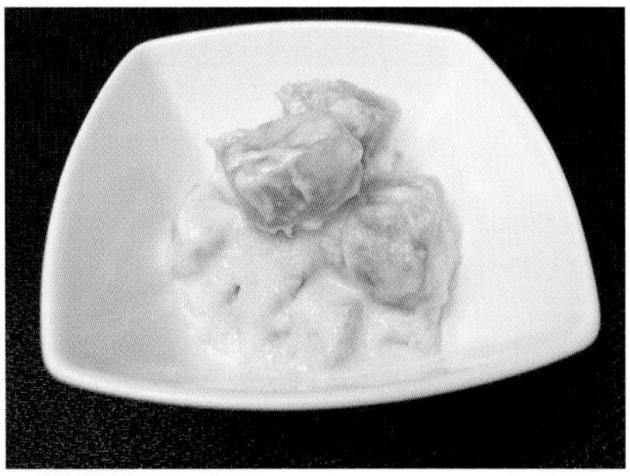

栄養価（1 人分）

エネルギー(kcal)	259
たんぱく質(g)	1.8
脂　質(g)	13.1
炭水化物(g)	36.8
塩　分(g)	0.0

食品物性（20 °C）

かたさ(N/m²)	8,728
付着性(J/m³)	133
凝 集 性	0.257

材料（1 人分）

さつまいも・・・・・・・・・・・・・・・・・・ 100 g
砂糖・・・・・・・・・・・・・・・・・・・・・・・・3 g
生クリーム・・・・・・・・・・・・・・・・・・ 30 g
水・・・・・・・・・・・・・・・・・・・・・・・・ 100 g

作り方

❶ さつまいもは皮をむき，2 cm くらいに切る．
❷ 鍋に❶と砂糖，水を入れ，弱火でゆっくり加熱する．
❸ 火が通ったら，生クリームを加えて，さらに少し煮崩れる程度にゆっくり煮あげる．
❹ 盛り付ける．

POINT

・さつまいもは一度水から煮ておく．
・最後は煮崩れる程度に煮あげる．

3 さつまいものりんご煮

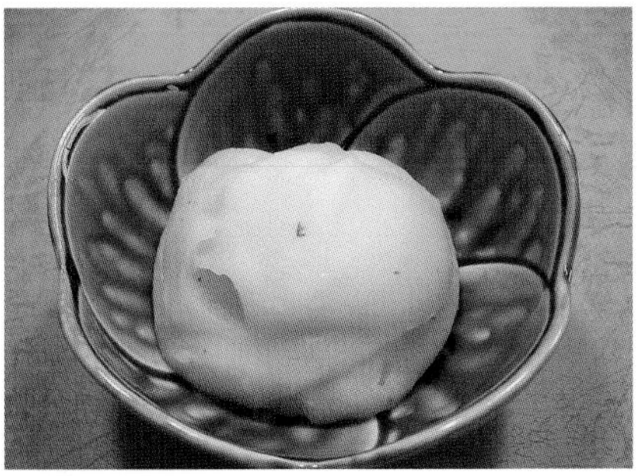

栄養価（1 人分）

エネルギー(kcal)	87
たんぱく質(g)	0.6
脂　質(g)	0.1
炭水化物(g)	22.3
塩　分(g)	0.3

食品物性（45 ℃）

かたさ(N/m^2)	3,111
付着性(J/m^3)	608
凝集性	0.58

材料（1 人分）

- さつまいも……………… 50 g
- りんご……………………15 g
- 塩……………………… 0.3 g
- 上白糖……………………4 g
- レモン汁…………………1 g
- 水…………………………15 g

作り方

❶ さつまいもは皮をむいて角切りにし，水にさらす．
❷ りんごは皮をむき，2 mm 厚さのいちょう切りにする．
❸ 鍋に❶と❷，ひたひたの水（分量外）を入れ，調味料を加えて弱火で加熱し，ときどきかき混ぜながら煮汁がなくなるまで煮る．
❹ ❸をミキサーに入れ，水を加えて撹拌する．
❺ 盛り付ける．

POINT

りんごからの水分でやわらかく仕上がる．

3 れんこんつくね

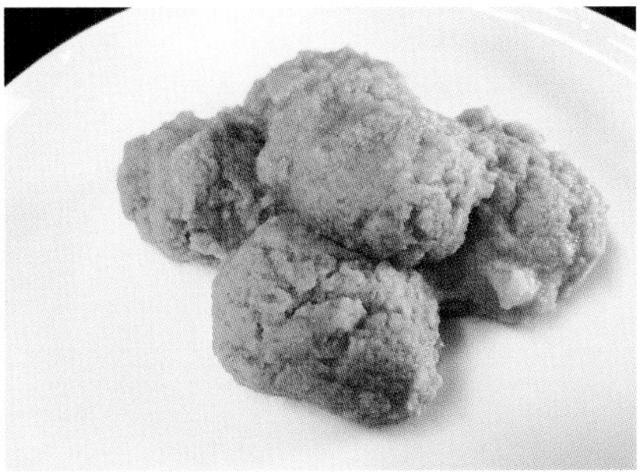

栄養価（1 人分）

エネルギー(kcal)	99
たんぱく質(g)	3.5
脂　質(g)	1.1
炭水化物(g)	19.8
塩　分(g)	1.0

食品物性（20 ℃）

かたさ(N/m^2)	3,355
付着性(J/m^3)	274
凝集性	0.696

材料（1 人分）

- れんこん……………… 100 g
- 鶏卵………………………10 g
- だし汁……………………15 g
- 3 倍濃縮めんつゆ ………9 g
- かたくり粉………………3 g

作り方

❶ れんこんは皮をむき，一度茹でてからすりおろす．
❷ ❶と他の材料すべてを合わせる．
❸ ❷を丸めて，蒸す．
❹ 盛り付ける．

POINT

れんこんは一度加熱してからすりおろす．

3 かぼちゃゼリー

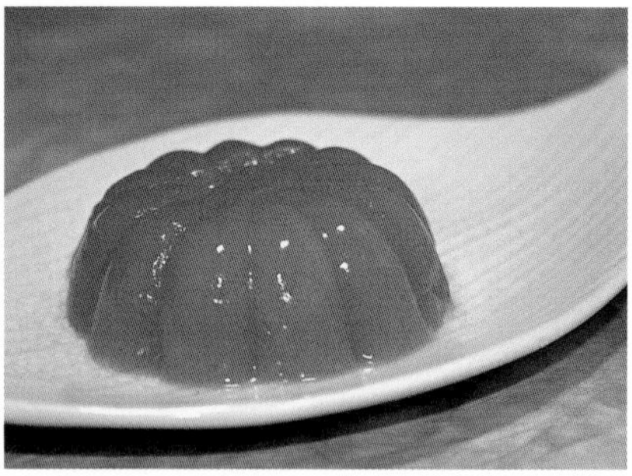

材料（1 人分）

かぼちゃ…………………… 50 g
だし汁…………………… 100 g
しょうゆ…………………0.25 g
塩………………………… 0.1 g
みりん……………………0.25 g
だし汁……………………150 g
ゼラチン…………………… 2.5 g
水………………………… 7.5 g

作り方

❶ かぼちゃは皮をむき，火が通りやすいように小さく切り，調味料を入れて煮る．
❷ ❶の水気を切り，だし汁を加えてミキサーにかける．
❸ ❷を鍋に入れて加熱し，水で膨潤させたゼラチンを加え，溶解したら型に流し込み，冷やし固める．
❹ 盛り付ける．

栄養価（1 人分）

エネルギー（kcal）	48
たんぱく質（g）	3.2
脂　　質（g）	0.2
炭水化物（g）	10.4
塩　　分（g）	0.2

食品物性（15 ℃）

かたさ（N/m^2）	4,183
付着性（J/m^3）	290
凝 集 性	0.44

POINT

かぼちゃとだし汁が分離しないように，ゲル化がはじまるまで数回かき混ぜるとよい．

3 そらまめのマッシュ

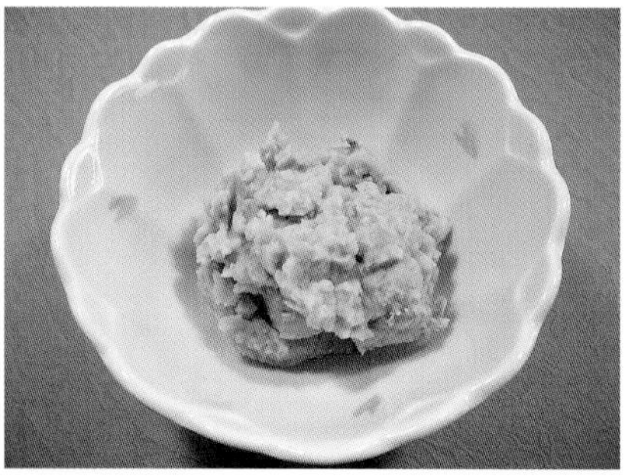

材料（1 人分）

そらまめ…………………… 50 g
だし汁………………………15 g
塩………………………… 0.3 g

作り方

❶ そらまめは茹でて，薄皮をむく．
❷ ミキサーに❶とだし汁と塩を入れ，撹拌する．
❸ 盛り付ける．

栄養価（1 人分）

エネルギー（kcal）	52
たんぱく質（g）	5.3
脂　　質（g）	0.1
炭水化物（g）	8.5
塩　　分（g）	0.3

食品物性（45 ℃）

かたさ（N/m^2）	9,284
付着性（J/m^3）	267
凝 集 性	0.19

POINT

・薄皮もしっかり取る．
・だし汁の量を増やすと，よりやわらかく仕上がる．
・油脂を加えると，さらになめらかさが出る．

3 かぶの含め煮

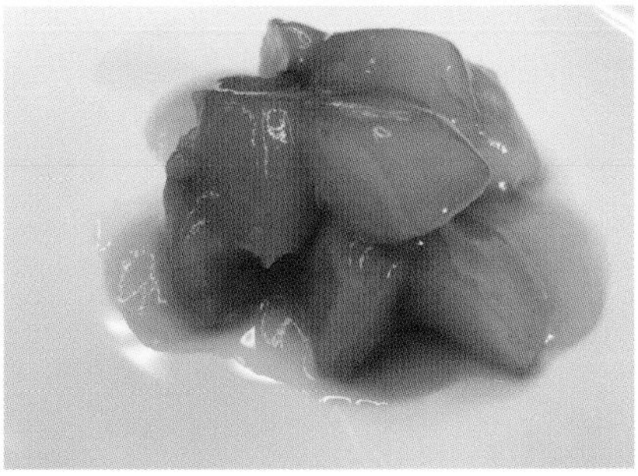

栄養価（1 人分）

エネルギー(kcal)	40
たんぱく質(g)	1.0
脂　質(g)	0.1
炭水化物(g)	8.5
塩　分(g)	1.0

食品物性（20 ℃）

かたさ(N/m^2)	4,393
付着性(J/m^3)	145
凝 集 性	0.193

材料（1 人分）

かぶ…………………… 100 g
うすくちしょうゆ……………6 g
みりん…………………………6 g
だし汁………………… 100 g
とろみ調整食品（ソフティア®S）
…………………………1 g

作り方

❶ かぶは厚めに皮をむき，繊維を断つように横に半分に切り，一口大に切る．
❷ 鍋に，❶とだし汁と調味料を入れて加熱し，沸いたら弱火で煮る．
❸ 煮汁が少なくなったら，とろみ調整食品を加え，中間程度のとろみをつけてまとめる．
❹ 盛り付ける．

POINT

・かぶは厚めに皮をむき，繊維を断つように切る．
・煮汁に中間程度のとろみをつける．

3 はくさいのスープ煮

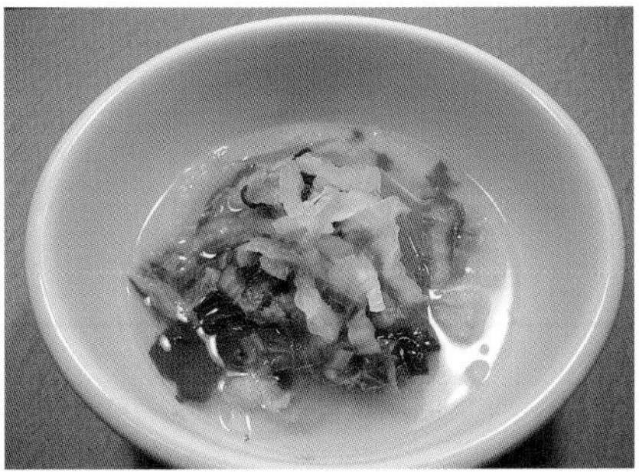

栄養価（1 人分）

エネルギー(kcal)	35
たんぱく質(g)	1.4
脂　質(g)	0.2
炭水化物(g)	8.4
塩　分(g)	1.7

食品物性（45 ℃）

かたさ(N/m^2)	4,623
付着性(J/m^3)	88
凝 集 性	0.3

材料（1 人分）

はくさい……………… 100 g
にんじん…………………… 20 g
ほうれんそう（葉）…………10 g
中華だし………………………2 g
水………………………… 200 g
塩………………………… 0.7 g
水………………………………5 g
かたくり粉……………………3 g

作り方

❶ はくさい，にんじんは短冊切りにする．
❷ ほうれんそうは下茹でし，1 cm に切っておく．
❸ 鍋に中華だしと水を入れて沸かし，❶を入れてやわらかくなるまで煮る．
❹ ❸に❷を加え，塩を入れて味を調え，水溶きかたくり粉でとろみをつける．
❺ 盛り付ける．

POINT

・はくさいは繊維を断つように切る．
・かなりやわらかくなるまで，しっかりと煮る．

3 こんにゃくの田楽

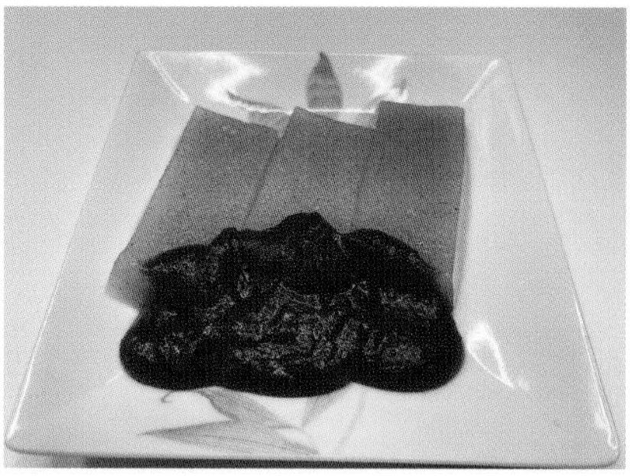

栄養価（1 人分）

エネルギー(kcal)	83
たんぱく質(g)	3.1
脂　質(g)	1.3
炭水化物(g)	13.3
塩　分(g)	3.0

食品物性（20 ℃）

かたさ(N/m^2)	8,308
付着性(J/m^3)	32
凝集性	0.313

材料（1 人分）

こんにゃく……………… 50 g
だし汁……………… 50 g
ゲル化剤（ホットでもゼリー®）
……………… 1.3 g

※田楽みそ

赤みそ……………… 23 g
砂糖……………… 1.5 g
酒……………… 5 g
みりん……………… 10 g

作り方

❶ こんにゃくはぶつ切りにして，茹でる．
❷ ミキサーに❶とだし汁，ゲル化剤を入れ，攪拌する．
❸ ❷を 85 ℃以上になるように加熱し，バットに流して，冷やし固める．
❹ 調味料を合わせ，弱火でゆっくりアルコールを飛ばし，田楽みそをつくる．
❺ ❸を切り，❹を添えて，盛り付ける．

POINT

こんにゃくはミキサーにかけ，ゲル化剤で再成型する．

3 こんにゃくのピーナッツ和え

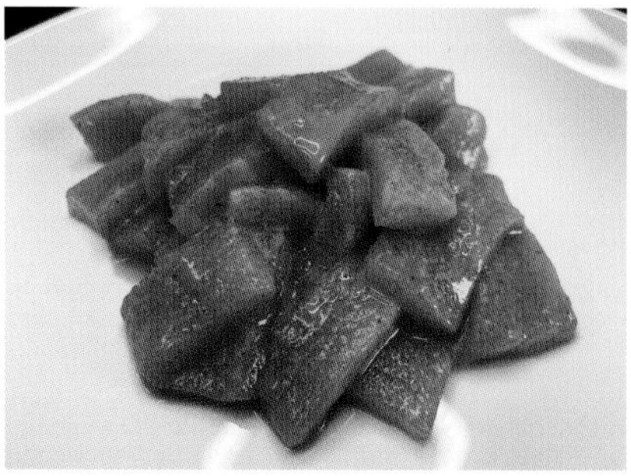

栄養価（1 人分）

エネルギー(kcal)	51
たんぱく質(g)	1.4
脂　質(g)	2.5
炭水化物(g)	6.9
塩　分(g)	0.6

食品物性（20 ℃）

かたさ(N/m^2)	9,319
付着性(J/m^3)	71
凝集性	0.340

材料（1 人分）

こんにゃく……………… 50 g
だし汁……………… 50 g
ゲル化剤（ホットでもゼリー®）
……………… 1.3 g

ピーナッツバター……………… 5 g
砂糖……………… 3 g
しょうゆ……………… 4 g

作り方

❶ こんにゃくはぶつ切りにして，茹でる．
❷ ミキサーに❶とだし汁，ゲル化剤を入れ，攪拌する．
❸ ❷を 85 ℃以上になるように加熱し，バットに流して，冷やし固める．
❹ 調味料を合わせ，弱火でゆっくり混ぜる．
❺ ❸を切り，❹と和え，盛り付ける．

POINT

こんにゃくはミキサーにかけ，ゲル化剤で再成型する．

3 ラタトゥイユ

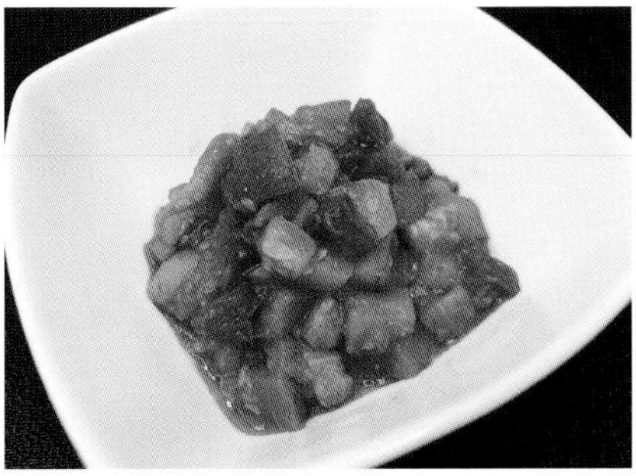

栄養価（1 人分）

エネルギー(kcal)	152
たんぱく質(g)	2.1
脂　質(g)	12.2
炭水化物(g)	10.8
塩　分(g)	0.5

食品物性（20 ℃）

かたさ(N/m^2)	4,730
付着性(J/m^3)	34
凝 集 性	0.258

材料（1 人分）

なす	50 g	オリーブオイル	12 g
たまねぎ	50 g	にんにく	1 g
ズッキーニ	50 g	塩	0.5 g
トマト	50 g	こしょう	少々

作り方

❶ なすとズッキーニは皮をむき，乱切りにする．
❷ たまねぎは皮をむき，1 cm 角に切る．
❸ トマトは湯むきし，一口大に切る．
❹ 鍋にオリーブオイル，にんにくを入れて熱し，❶と❷を入れて炒める．
❺ ❹を弱火にし，ゆっくり蒸し焼きにする．
❻ 途中，❸を加え，さらに弱火で煮込む．
❼ 塩，こしょうで味を調える．
❽ 盛り付ける．

POINT

・なすとズッキーニ，トマトは皮をむく．
・弱火でゆっくり加熱することで，やわらかく仕上げる．

3 かぶのソテー

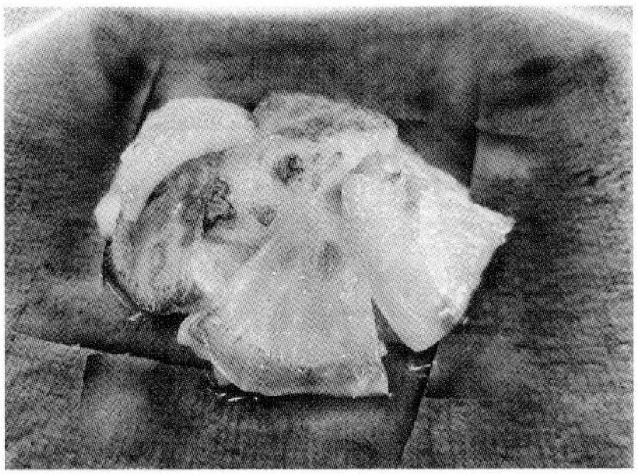

栄養価（1 人分）

エネルギー(kcal)	128
たんぱく質(g)	0.7
脂　質(g)	12.1
炭水化物(g)	5.1
塩　分(g)	0.3

食品物性（20 ℃）

かたさ(N/m^2)	10,048
付着性(J/m^3)	48
凝 集 性	0.116

材料（1 人分）

かぶ	100 g
オリーブオイル	12 g
にんにく	1 g
塩	0.3 g
こしょう	少々

作り方

❶ かぶは皮つきのまま，繊維を断つように 1cm 幅の輪切りにする．
❷ フライパンにオリーブオイルをひき，弱火でかぶを焼く．
❸ 焼き目が付きやわらかくなってきたら，ひっくり返してゆっくり加熱する．
❹ 盛り付ける．

POINT

・かぶは皮をついたまま焼くと，崩れにくい．
・食べるのは中身のみで，皮は食べない．

3 ピーマンの煮浸し

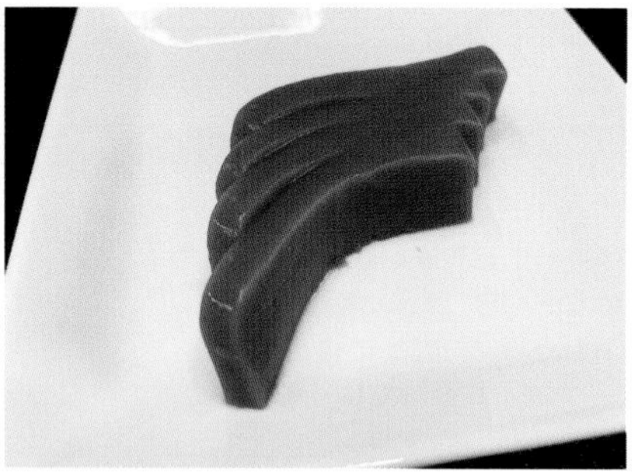

栄養価（1 人分）

エネルギー（kcal）	49
たんぱく質（g）	0.8
脂　　質（g）	2.1
炭水化物（g）	5.9
塩　　分（g）	0.7

食品物性（20 ℃）

かたさ（N/m^2）	8,000
付着性（J/m^3）	74
凝 集 性	0.277

材料（1 人分）

ピーマン…………………50 g
サラダ油…………………2 g
しょうゆ…………………4.5 g
酒…………………………4 g
みりん……………………4.5 g
だし汁……………………100 g
ゲル化剤（ソフティア®G）………ピーマンとだし汁の出来上がり量の 1 %

作り方

❶ ピーマンは半分に切り，種を取る．
❷ フライパンに油をひき，❶を炒める．
❸ ❷にだし汁と調味料を入れ，煮立たせる．
❹ ❸からピーマンを取り出し，ミキサーにその重量と同量のだし汁とともに入れ，撹拌する．
❺ ❹に❸の重量のゲル化剤 1 %を加え，さらに撹拌する．
❻ ❺を鍋に入れて，85 ℃以上に加熱する．
❼ ❻を型に流し入れ，冷やし固める．
❽ 盛り付ける．

POINT

煮浸しにし，やわらかく加熱する．

3 きんぴらごぼう

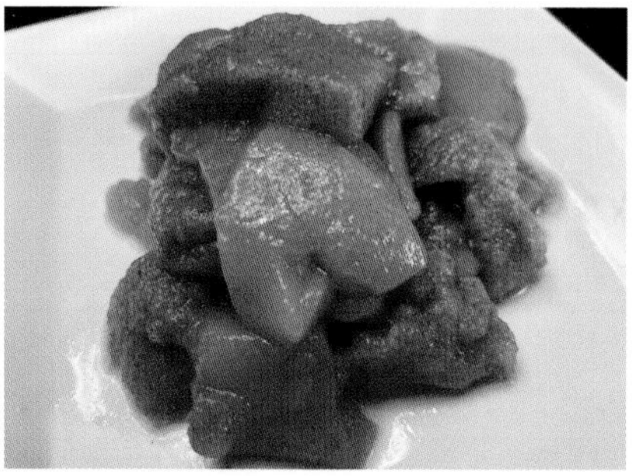

栄養価（1 人分）

エネルギー（kcal）	57
たんぱく質（g）	0.9
脂　　質（g）	3.1
炭水化物（g）	8.1
塩　　分（g）	0.3

食品物性（20 ℃）

かたさ（N/m^2）	2,203
付着性（J/m^3）	117
凝 集 性	0.504

材料（1 人分）

ごぼう……………………30 g
だし汁……………………30 g
ゲル化剤（カタメリン®）………………0.3 g
にんじん…………………30 g
だし汁……………………30 g
ゲル化剤（カタメリン®）………………0.3 g
ごま油……………………3 g
3 倍濃縮めんつゆ……3 g
とろみ調整食品（ネオハイトロミール® III）… 0.1 g

作り方

❶ ごぼうはスライスして，下茹でする．
❷ ミキサーに❶とだし汁を入れ，しっかりと撹拌する．
❸ ❷にゲル化剤を入れ，さらに撹拌する．
❹ バットに❸を広げ，冷やし固める．
❺ にんじんも❶～❹と同様につくる．
❻ 冷やし固めたごぼうとにんじんのゼリーを切る．
❼ ボウルにごま油とめんつゆ，とろみ調整食品を入れ，中間程度のとろみをつける．
❽ ❻と❼を和え，盛り付ける．

POINT

・ごぼうなどのかたい食材は，ゲル化剤でゼリー状に固める．
・和え衣には中間程度のとろみをつけ，まとめる．

3 ねぎぬた

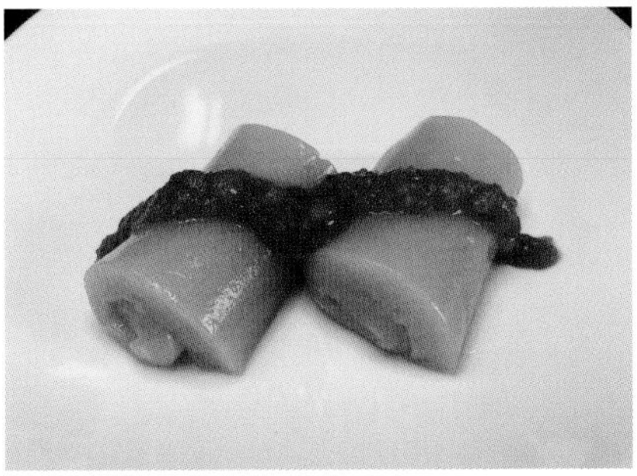

栄養価（1 人分）

エネルギー(kcal)	51
たんぱく質(g)	1.4
脂　質(g)	0.2
炭水化物(g)	11.9
塩　分(g)	0.5

食品物性（20 °C）

かたさ(N/m^2)	5,475
付着性(J/m^3)	50
凝集性	0.589

材料（1 人分）

長ねぎ…………………… 60 g
塩……………………… 0.1 g
だし汁…………………… 60 g
ゲル化剤（カタメリン®）…… 1.5 g
※酢みそ
みそ…………………………6 g
砂糖…………………………3 g
酢……………………………5 g

作り方

❶ 長ねぎは 3 cm 幅に切り，茹でる．
❷ ミキサーに❶とだし汁，塩を入れ，攪拌する．
❸ ❷にゲル化剤を加え，さらに攪拌する．
❹ ❸をバットに薄く流して，冷やし固める．
❺ 調味料を合わせ，弱火でゆっくり混ぜ，酢みそをつくる．
❻ ❹をくるくると丸めてねぎの形にし，3 cm 程度に切って盛り付け，❺をかける．

POINT

長ねぎはミキサーにかけ，ゲル化剤で再成型する．

3 塩キャベツ

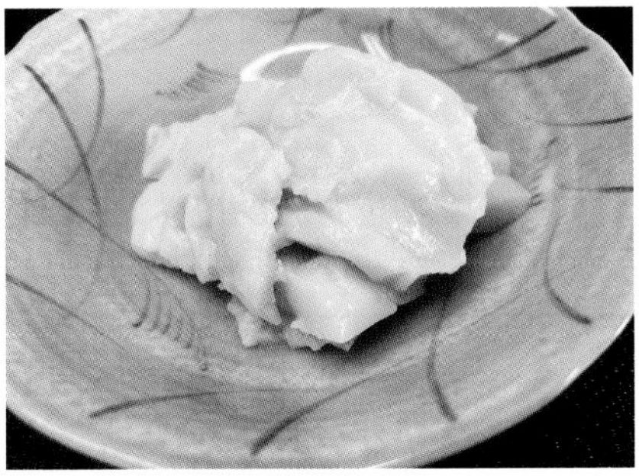

栄養価（1 人分）

エネルギー(kcal)	34
たんぱく質(g)	0.3
脂　質(g)	3.0
炭水化物(g)	1.9
塩　分(g)	0.5

食品物性（20 °C）

かたさ(N/m^2)	2,249
付着性(J/m^3)	70
凝集性	0.406

材料（1 人分）

キャベツ………………… 20 g
昆布茶…………………… 20 g
ごま油………………………3 g
ゲル化剤（ホットでもゼリー®）
　………………………… 0.4 g

作り方

❶ キャベツは芯を取り，ザク切りにし，やわらかく茹でる．
❷ ミキサーに❶と昆布茶，油を入れ，攪拌する．
❸ ❷にゲル化剤を入れ，さらに攪拌する．
❹ ❸を別の容器に移し，85 ℃以上に加熱する．
❺ ❹を型に入れ，冷やし固める．
❻ 盛り付ける．

POINT

キャベツは茹でて加熱したものをミキサーにかけると，なめらかになる．

3 レタスのサラダ

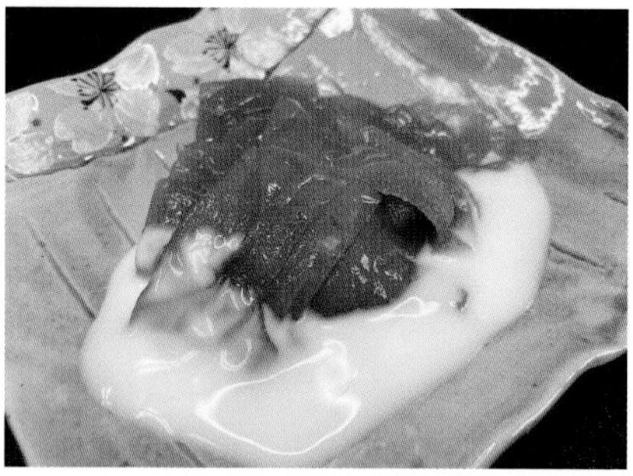

栄養価（1 人分）

エネルギー(kcal)	55
たんぱく質(g)	0.4
脂　質(g)	4.8
炭水化物(g)	3.5
塩　分(g)	0.8

食品物性（20 °C）

かたさ(N/m^2)	3,289
付着性(J/m^3)	109
凝集性	0.319

材料（1 人分）

レタス…………………… 50 g
湯……………ゆでたレタスと同量
ゲル化剤（ホットでもゼリー®）
　……… ゆでたレタス＋湯の 1%
フレンチドレッシング（市販）…12 g

作り方

❶ レタスは芯を取り，さっと茹でる．
❷ ミキサーに❶と同量の湯を加え，攪拌する．
❸ ❷にゲル化剤を入れ，さらに攪拌する．
❹ ❸を別の容器に移し，85 ℃以上に加熱する．
❺ ❹を型に入れ，冷やし固める．
❻ 器にフレンチドレッシングをひき，❺を盛り付ける．

POINT

レタスは加熱してからミキサーにかけ，ゲル化剤で固める．

3 ひじき煮

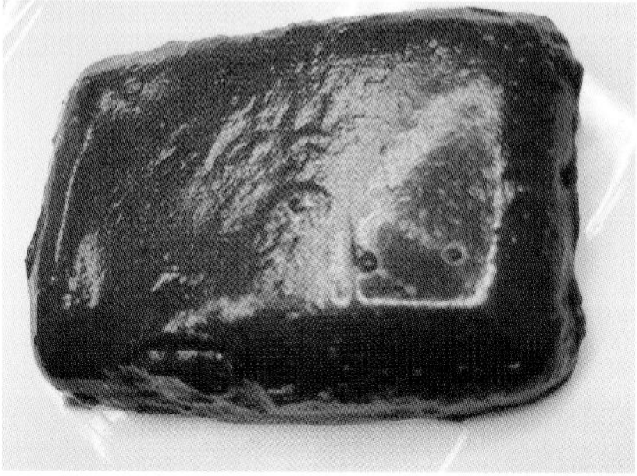

栄養価（1 人分）

エネルギー(kcal)	54
たんぱく質(g)	2.2
脂　質(g)	1.8
炭水化物(g)	8.6
塩　分(g)	0.9

食品物性（20 °C）

かたさ(N/m^2)	1,751
付着性(J/m^3)	73
凝集性	0.504

材料（1 人分）

ひじき煮（セブンイレブン）…… 50 g
だし汁…………………… 50 g
ゲル化剤（ホットでもゼリー®）
　…………………………1 g

作り方

❶ ミキサーにひじき煮とだし汁を入れ，攪拌する．
❷ ❶にゲル化剤を加えてさらに攪拌し，85 ℃以上に加熱する．
❸ ❷を型に入れて，冷やし固める．
❹ 盛り付ける．

POINT

ひじき煮はミキサーにかけて，ゲル化剤で固める．

3 なすのごま酢和え

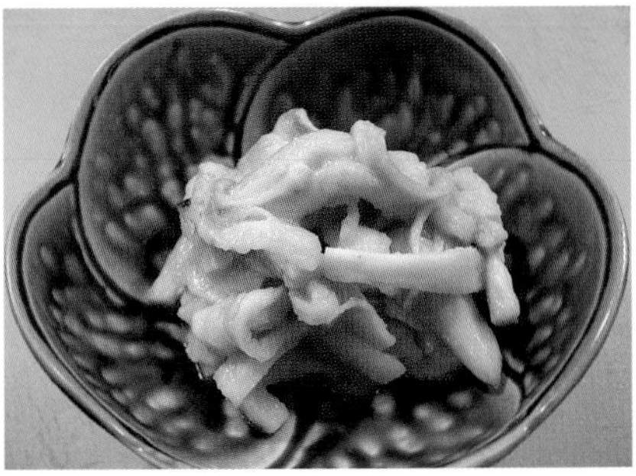

材料（1 人分）
なす･･････････････････････････ 80 g
ねりごま･･････････････････････4 g
酢･････････････････････････････4 g
こいくちしょうゆ･･････････････2 g
砂糖･･･････････････････････････2 g
酒･････････････････････････････1 g

作り方
❶ なすはへたを落とし，皮つきのまま蒸し器で竹串がすっと通るまでやわらかく蒸す.
❷ ❶の皮をむき，半分の長さに切り，食べやすい大きさに手で裂く.
❸ ボウルに調味料を混ぜ，❷を加えて和える.
❹ 盛り付ける.

栄養価（1 人分）

エネルギー(kcal)	52
たんぱく質(g)	1.8
脂　質(g)	2.5
炭水化物(g)	7.0
塩　分(g)	0.3

食品物性（15 ℃）

かたさ(N/m²)	9,671
付着性(J/m³)	67
凝集性	0.35

POINT
ねりごまを加えることで和え衣がなめらかになる.

3 揚げなすのお浸し

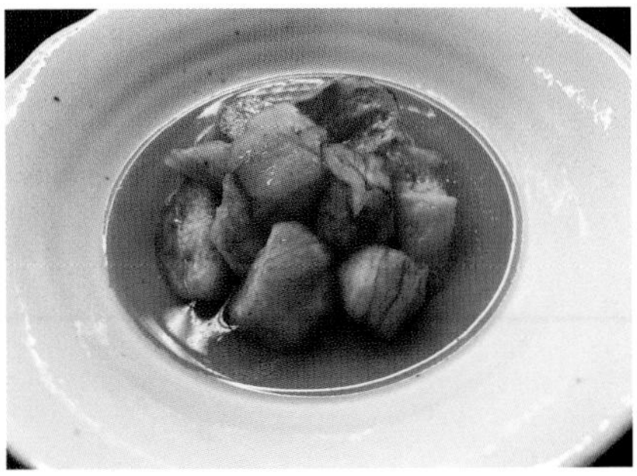

材料（1 人分）
なす･････････････････････････130 g
揚げ油････････････････････････適量
しょうが･･････････････････････1 g
和風あん（p.75）･･････････････25 g
とろみ調整食品（ネオハイトロミール® Ⅲ）
･･････････････････････････････0.5 g

作り方
❶ なすは皮をむき乱切りにし，水にさらしてあくをとる.
❷ ❶の水気をふき取り，油で素揚げする.
❸ ❷を器に盛り付ける.
❹ 和風あんにしょうがのしぼり汁を混ぜる.
❺ ❸に❹をかける.

栄養価（1 人分）

エネルギー(kcal)	76
たんぱく質(g)	1.6
脂　質(g)	5.1
炭水化物(g)	8.4
塩　分(g)	0.3

食品物性（20 ℃）

かたさ(N/m²)	9,753
付着性(J/m³)	254
凝集性	0.319

POINT
・なすは皮をむく.
・和風あんはまとまりやすくするために，中間程度のとろみをつける.

3 ほうれんそうのごま和え

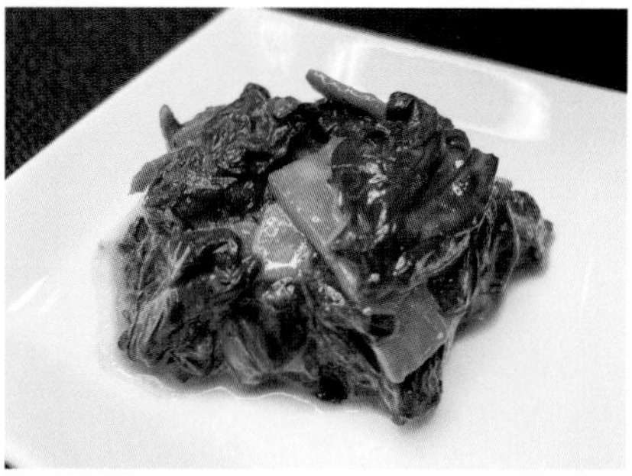

栄養価（1 人分）

エネルギー(kcal)	49
たんぱく質(g)	2.3
脂　質(g)	2.1
炭水化物(g)	6.8
塩　分(g)	0.6

食品物性（20 ℃）

かたさ(N/m^2)	3,226
付着性(J/m^3)	48
凝集性	0.398

材料（1 人分）

ほうれんそう（葉）············ 60 g
にんじん·······················10 g
ねりごま························3 g
しょうゆ························4 g
砂糖···························3 g
酵素剤（スベラカーゼ® ミート）
　··························適量
とろみ調整食品（ソフティア®S）
　·························· 0.3 g

作り方

❶ ほうれんそうを 2 cm に切る.
❷ 1％の酵素剤溶液を沸騰させ，❶を 4 分茹でる.
❸ ❷をざるにあけ，冷水にさらし，水気を絞る.
❹ にんじんは短冊切りにし，圧力鍋で 5 分加熱し冷ます.
❺ 調味料を合わせて和え衣をつくる.
❻ ❸と❹にとろみ調整食品を加え，余分な水分を吸わせる.
❼ ❺と❻を和え，盛り付ける.

POINT

・ほうれんそうの水さらしは流水で行わない（溶けてしまうため）.
・和えるときにほうれんそうから出る水分は，とろみ調整食品で吸わせる.

3 なめらか蒸しパン

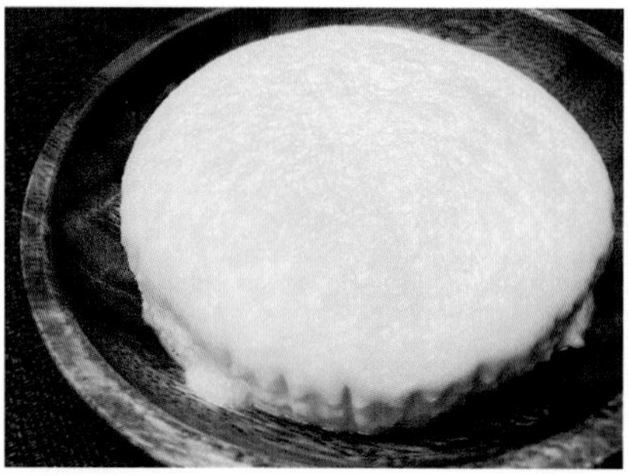

栄養価（1 人分）

エネルギー(kcal)	430
たんぱく質(g)	8.5
脂　質(g)	23.6
炭水化物(g)	47.2
塩　分(g)	0.6

食品物性（20 ℃）

かたさ(N/m^2)	9,116
付着性(J/m^3)	52
凝集性	0.616

材料（1 人分）

蒸しパン（市販）
　························· 1 個
牛乳······················ 100 g

作り方

❶ 蒸しパンに牛乳を吸わせ，しばらく置く.
❷ ❶にラップをし，電子レンジ（600W）で 1 分半加熱する.
❸ ❷を上下ひっくり返し，さらに 1 分間加熱する.
❹ 盛り付ける.

POINT

・蒸しパンをなめらかにするために，牛乳で浸し，加熱する.
・加熱は温める程度ではなく，しっかりと加熱すると，なめらかになる.

3 ココアカステラ

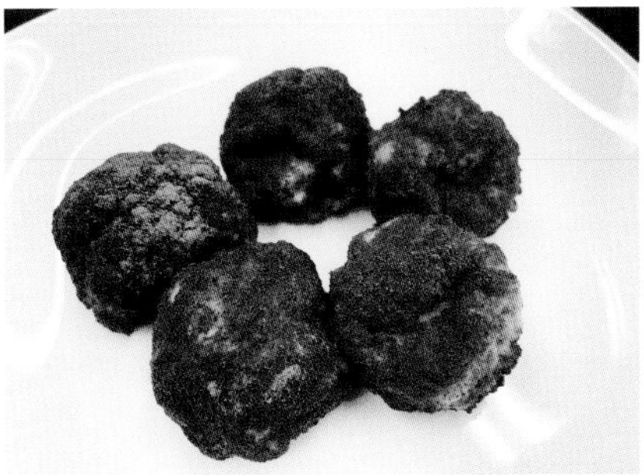

材料（1 人分）

カステラ…………………… 50 g
牛乳…………………………25 g
ココア…………………………6 g

作り方

❶ カステラに牛乳を浸し，ラップをして電子レンジ（600W）でしっかり火が通るように 1 分加熱する．
❷ ❶を 2 cm くらいの大きさに丸め，ココアをまぶす．
❸ 盛り付ける．

栄養価（1 人分）

エネルギー（kcal）	195
たんぱく質（g）	5.5
脂　質（g）	4.7
炭水化物（g）	34.6
塩　分（g）	0.1

食品物性（20 ℃）

かたさ（N/m²）	7,334
付着性（J/m³）	158
凝 集 性	0.595

POINT

・カステラをなめらかにするために，牛乳で浸し，加熱する．
・加熱は温める程度ではなく，しっかりと加熱すると，なめらかになる．

3 焼きバナナ

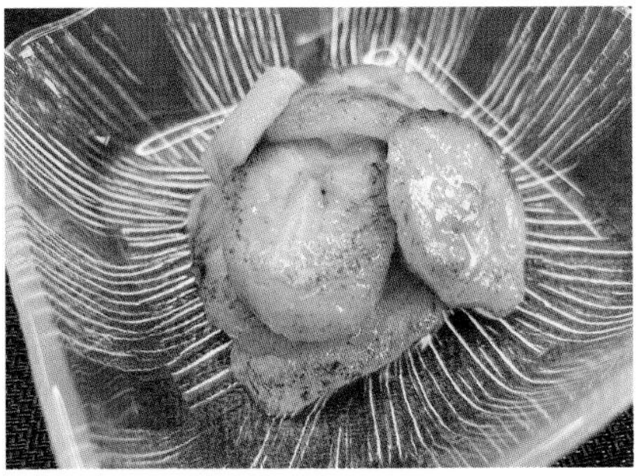

材料（1 人分）

バナナ………………… 80 g
バター…………………… 10 g

作り方

❶ バナナは皮をむき，白い筋を取り除き，斜めに 1 cm 幅に切る．
❷ フライパンにバターをひき，❶を焼く．
❸ 蓋をして蒸し焼きにする．
❹ 盛り付ける．

栄養価（1 人分）

エネルギー（kcal）	146
たんぱく質（g）	0.9
脂　質（g）	8.2
炭水化物（g）	18.4
塩　分（g）	0.1

食品物性（20 ℃）

かたさ（N/m²）	9,342
付着性（J/m³）	611
凝 集 性	0.379

POINT

バナナは蒸し焼きにすると，やわらかくなる．

3 りんごのコンポート

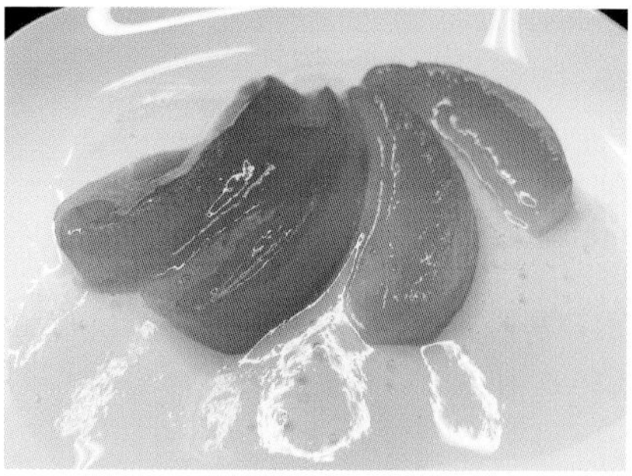

栄養価（1 人分）

エネルギー(kcal)	52
たんぱく質(g)	0.1
脂　　質(g)	0.1
炭水化物(g)	14.4
塩　　分(g)	0.0

食品物性（20 ℃）

かたさ(N/m²)	6,392
付着性(J/m³)	56
凝 集 性	0.278

材料（1 人分）

りんご…………………… 60 g
砂糖……………………………5 g
レモン汁………………………1 g
とろみ調整食品（ソフティア®S）
…………………………0.5 g
水……………………………15 g

作り方

❶ りんごは皮をむき，へたを取り，12 等分に切る.
❷ 電気圧力鍋に❶とむいた皮，砂糖，レモン汁，水を加え蓋をする.
❸ 圧力時間 3 分に設定し，スイッチを押す.
❹ ❸の汁にとろみ調整食品で中間程度のとろみをつける.
❺ ❸と❹をからめてまとめ，器に盛り付ける.

POINT

・りんごは電気圧力鍋を使用する.
・コンポートの汁にとろみ調整食品で中間程度のとろみをつける.

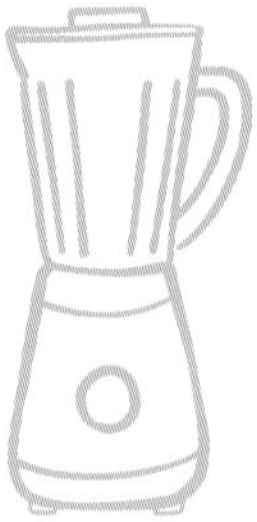

コード 4

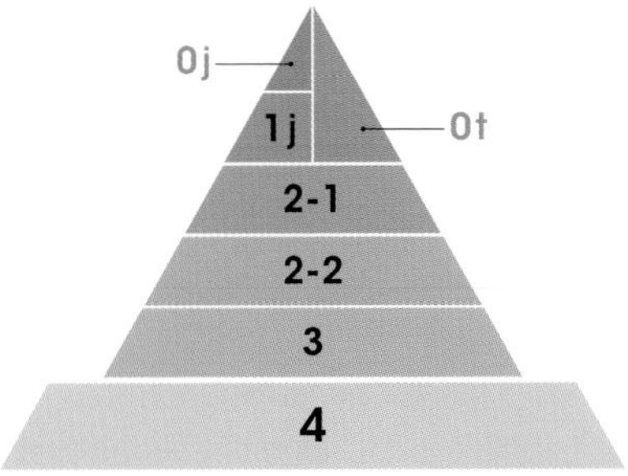

かたすぎず，ばらけにくく，貼りつきにくく，上下の歯槽堤間の押しつぶし能力以上が必要な食品である．

コード 4 のかたさの目安：40,000 N/m^2 以下．食事の温度帯は，冷やしたもの～常温～温めて提供するものなどさまざまである．温かいときにはやわらかいものもあるが，品温が低下すると物性はかたくなるので注意する．

4 フレンチトースト

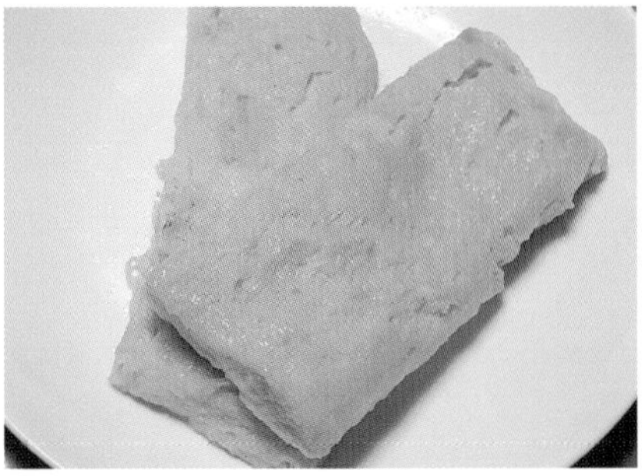

栄養価（1 人分）

エネルギー（kcal）	487
たんぱく質（g）	14.5
脂　　質（g）	24.1
炭水化物（g）	55.3
塩　　分（g）	1.1

食品物性（20 ℃）

かたさ（N/m^2）	13,853
付着性（J/m^3）	18
凝 集 性	0.266

材料（1 人分）

食パン（ダブルソフト®）･･････ 1 枚
鶏卵････････････････････････ 50 g
牛乳････････････････････････ 85 g
砂糖････････････････････････ 12 g
バター･･････････････････････ 15 g

作り方

❶ ボウルに，卵，牛乳，砂糖を入れ，よくかき混ぜる．
❷ 食パンの耳を切り取って半分に切り，❶に 60 分漬け込む．
❸ 食パンに卵液が浸透したら，フライパンにバターをひき，弱火でゆっくり加熱する．
❹ 盛り付ける．

POINT

・パンはパサパサするため，耳を取り除き卵液を浸す．
・加熱は弱火で行う．
・ダブルソフト® は卵液をよく吸うため，よりやわらかく仕上がる．

4 けんちん汁

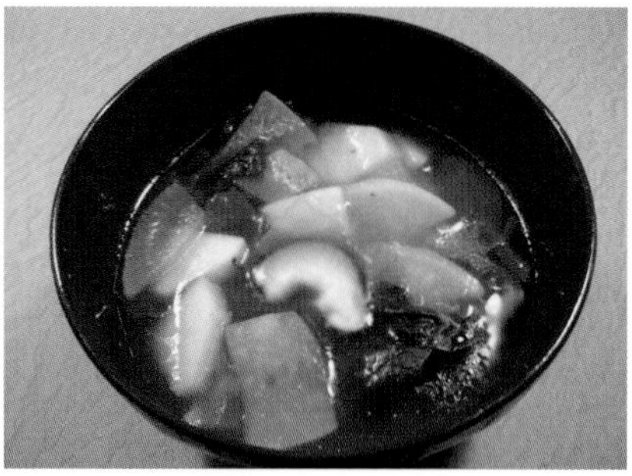

栄養価（1 人分）

エネルギー(kcal)	49
たんぱく質(g)	0.9
脂　質(g)	3.1
炭水化物(g)	5.0
塩　分(g)	0.8

食品物性（45 ℃）

かたさ(N/m^2)	17,974
付着性(J/m^3)	46
凝 集 性	0.32

材料（1 人分）

だいこん…………20 g
にんじん…………5 g
さといも…………20 g
こまつな…………10 g
サラダ油…………3 g
だし汁…………150 g
塩…………0.5 g
こいくちしょうゆ……2 g
酒…………2 g

作り方

❶ だいこんは 6 等分の厚さ 3 mm のいちょう切り，にんじんは厚さ 3 mm の半月かいちょう切りにする．
❷ さといもは 4～6 つ割り，こまつなは茎のかたい部分を除いて 2 cm の長さに切る．
❸ 鍋に油を熱し，❶を炒め，だし汁を加えて煮る．
❹ さといもを加え，中火でやわらかくなるまで煮る．調味料を加え，こまつなを加えて煮る．
❺ 盛り付ける．

POINT

・根深ねぎなどは繊維が強いので，使用しない．
・必要に応じて汁にとろみをつける．

4 鶏のれんこんつくね

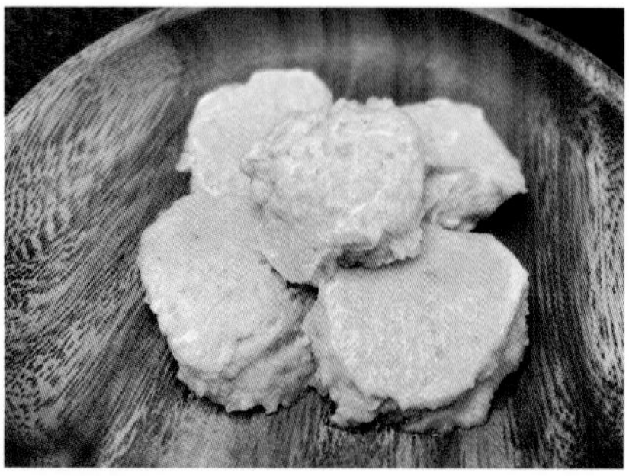

栄養価（1 人分）

エネルギー(kcal)	180
たんぱく質(g)	13.8
脂　質(g)	9.1
炭水化物(g)	12.1
塩　分(g)	1.1

食品物性（20 ℃）

かたさ(N/m^2)	28,735
付着性(J/m^3)	283
凝 集 性	0.369

材料（1 人分）

鶏ももひき肉…………50 g
れんこん…………50 g
鶏卵…………10 g
だし汁…………30 g
3 倍濃縮めんつゆ…………9 g
かたくり粉…………3 g

作り方

❶ 鶏ひき肉をボウルに入れ，よく練っておく．
❷ れんこんは皮をむき，すりおろす．
❸ ❶と❷を合わせ，卵，だし汁，めんつゆ，かたくり粉を入れて混ぜる．
❹ ❸を丸めて，フライパンで弱火で蒸し焼きにする．
❺ 盛り付ける．

POINT

・れんこんはすりおろして加熱するとなめらかになる．
・焼き目をつけないように，弱火で蒸し焼きにする．

4 豚のしょうが焼き

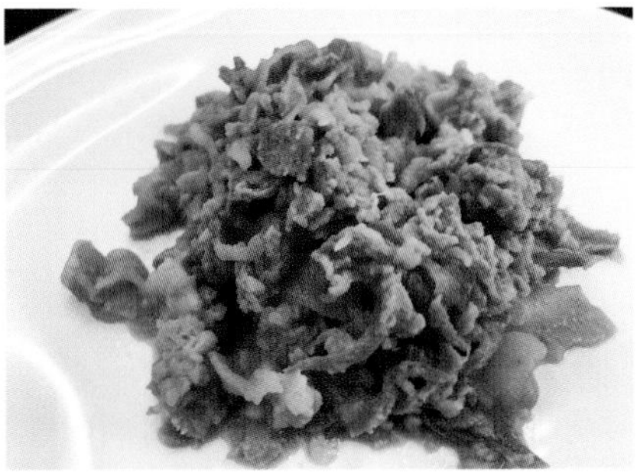

栄養価（1 人分）

エネルギー(kcal)	359
たんぱく質(g)	12.2
脂　質(g)	30.3
炭水化物(g)	7.9
塩　分(g)	1.2

食品物性（20 °C）

かたさ(N/m^2)	25,280
付着性(J/m^3)	377
凝 集 性	0.296

材料（1 人分）

豚ばら肉しゃぶしゃぶ用 …………………80 g
生パイナップル……… 15 g
しょうゆ……………… 9 g
砂糖………………… 1.5 g
酒………………… 7.5 g
みりん……………… 9 g
おろししょうが……… 1 g
かたくり粉………… 1.5 g
サラダ油…………… 2 g

作り方

❶ 豚ばら肉は 3 cm 程度, パイナップルはスライス状に切る.
❷ バットに調味料とかたくり粉を合わせ, ❶を入れて 30 分漬け込む.
❸ フライパンに油をひき, ❷の豚肉のみを取り出して炒める.
❹ ❸にパイナップルを取り除いた残りの漬け込み調味液を加え, さらに炒める.
❺ 盛り付ける.

POINT

- パイナップルは缶詰ではなく, 生を使う.
- 豚肉をパイナップルに長時間漬け込むことで, やわらかくなる. パイナップルは食しない.
- 調味液にかたくり粉が入っているため, まとまりやすくなる.

4 煮込みハンバーグ

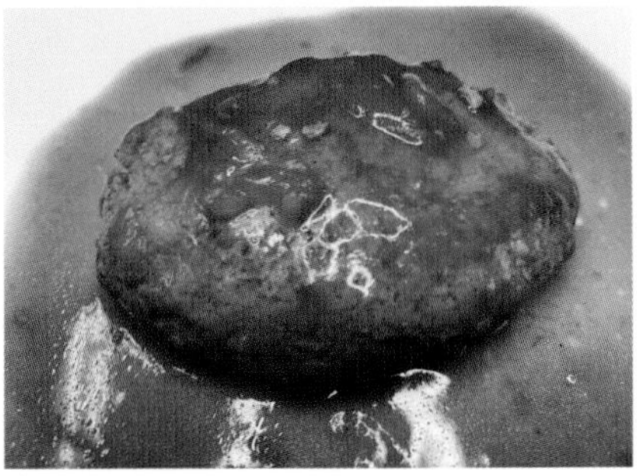

栄養価（1 人分）

エネルギー(kcal)	315
たんぱく質(g)	12.9
脂　質(g)	21.3
炭水化物(g)	21.1
塩　分(g)	1.8

食品物性（20 °C）

かたさ(N/m^2)	21,144
付着性(J/m^3)	124
凝 集 性	0.362

材料（1 人分）

合いびき肉…………50 g
たまねぎ……………50 g
鶏卵………………… 15 g
パン粉……………… 3 g
塩………………… 0.3 g
こしょう……………少々
バター……………… 10 g
たまねぎ……………25 g
小麦粉……………… 9 g
水……………… 200 g
顆粒コンソメ………… 1 g
ケチャップ・ウスターソース…………… 各 10 g

作り方

❶ たまねぎ（50 g）はすりおろし, 卵, パン粉, 塩, こしょうを合わせておく.
❷ ボウルに合いびき肉を入れよく練り, そこへ❶を加えて, 粘りが出るまでよく混ぜる.
❸ フライパンにバターをひき, 繊維を断つようにスライスしたたまねぎ（25 g）を弱火で炒める.
❹ ❸に小麦粉を加え, 少しずつ水を加え, ソースをつくる.
❺ ❹にコンソメ, ケチャップ, ウスターソースを加え煮立たせ, 置いておく.
❻ フライパンに油をひき, 小判型にまとめた❷の両面を軽く焼く.
❼ ❻に❺のソースを戻し, 中火でゆっくり火を通す.
❽ 盛り付ける.

POINT

- ひき肉はつなぎを入れてまとめる.
- たまねぎは肉と同量にすることでやわらかくなる.
- ハンバーグのタネは粘りが出るまでしっかり練る.
- 軽く焼いて, 煮込みながら仕上げることで, やわらかく仕上がる.

4 鶏つくね

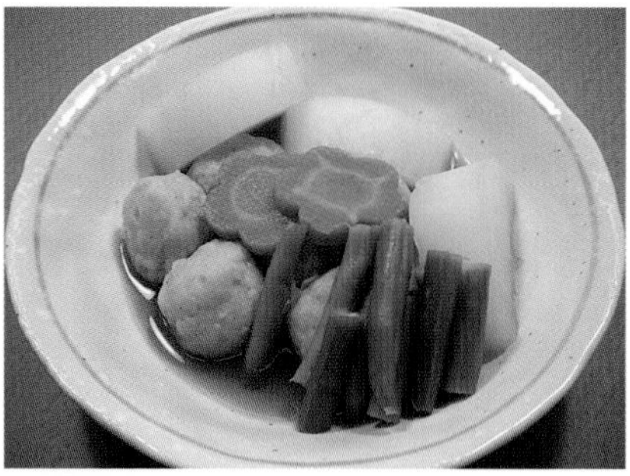

栄養価（1 人分）

エネルギー(kcal)	228
たんぱく質(g)	12.2
脂　質(g)	7.8
炭水化物(g)	27.2
塩　分(g)	2.6

食品物性（45 ℃）

かたさ(N/m^2)	15,075
付着性(J/m^3)	380
凝 集 性	0.43

材料（1 人分）

鶏ひき肉…………40 g
ほたて缶…………10 g
たまねぎ…………40 g
鶏卵………………7 g
酒…………………2 g
こいくちしょうゆ…2.4 g
塩………………0.3 g
砂糖………………2 g
ごま油……………2 g
かたくり粉…………4 g
水……………200 g
だいこん…………100 g
にんじん…………10 g
さやいんげん………9 g
酒…………………4 g
砂糖………………8 g
こいくちしょうゆ……12 g
みりん……………7 g

作り方

❶ だいこんは厚さ 1.5～2 cm の半月切りにし，隠し包丁を入れて下茹でする．
❷ ほたては繊維に垂直に刻み，たまねぎはみじん切りにする．
❸ 鶏ひき肉に❷と調味料を合わせ，粘りが出るまでよく混ぜる．
❹ にんじんは薄切りして花形に抜く．
❺ 鍋に分量の水を入れて煮立たせ，❸を一口大に丸めて落とし入れる．
❻ ❺に❶と❹を加え，あくを取りながら煮る．
❼ ❻に調味料を入れて落とし蓋をし，煮含める．
❽ いんげんを 3 cm に切り，❼に加え，やわらかく煮る．
❾ 彩りよく盛り付ける．

POINT

だいこんは厚めに皮をむくことで，やわらかく煮上がる．

4 肉団子

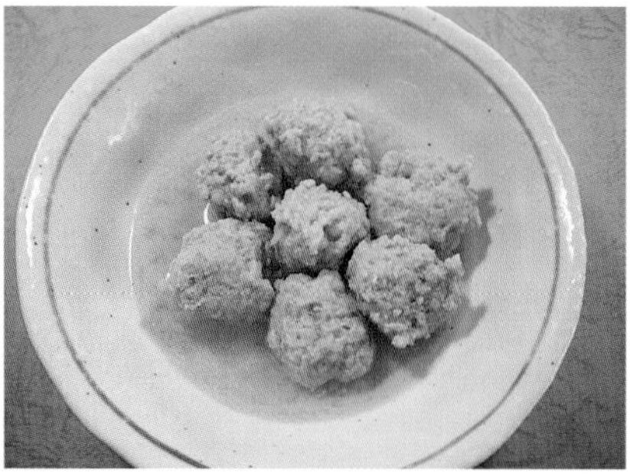

栄養価（1 人分）

エネルギー(kcal)	121
たんぱく質(g)	10.8
脂　質(g)	7.3
炭水化物(g)	4.3
塩　分(g)	0.2

食品物性（45 ℃）

かたさ(N/m^2)	29,784
付着性(J/m^3)	126
凝 集 性	0.48

材料（1 人分）

鶏ももひき肉……………50 g
たまねぎ…………………20 g
鶏卵……………………10 g
塩……………………0.1 g
パン粉……………………4 g

作り方

❶ 鶏ひき肉をボウルに入れ，よく練る．
❷ たまねぎはすりおろし，軽く水気を切る．
❸ ❶に，❷と卵，塩，パン粉を入れ，さらによく練る．
❹ 鍋に湯を沸かし，❸を一口大に丸めて茹でる．
❺ 盛り付ける．

POINT

・タネがやわらかいので，しっかり練らないと団子状にまとまらない．
・フードプロセッサーなどを用いるとよい．

4 豚しゃぶ

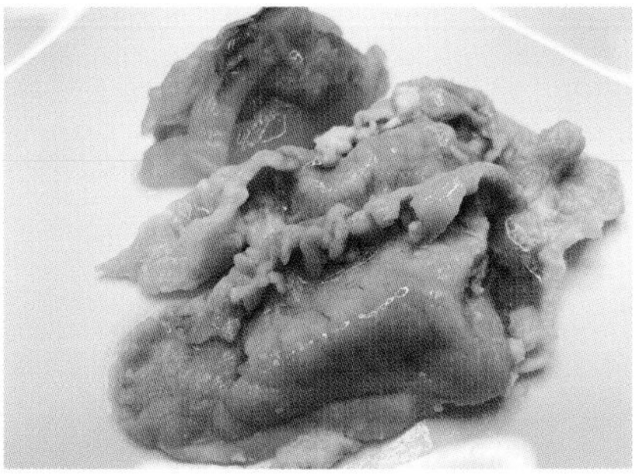

栄養価（1 人分）

エネルギー(kcal)	243
たんぱく質(g)	9.5
脂　質(g)	22.1
炭水化物(g)	3.7
塩　分(g)	0.3

食品物性（20 ℃）

かたさ(N/m^2)	15,693
付着性(J/m^3)	119
凝 集 性	0.309

材料（1 人分）

豚ばら肉しゃぶしゃぶ用…………………60 g
はくさい……………60 g
酵素剤（スベラカーゼ® ミート）……………適量
ごまだれ……………5 g
水…………………20 g
とろみ調整食品（ソフティア®S）…………0.4 g

作り方

❶ 酵素剤は，ⓐ水 300 cc に 15 g（5 %），ⓑ水 300 cc に 3 g（1 %）溶かしておく．
❷ 豚ばら肉はⓐに一晩漬け込んでおく．
❸ はくさいは葉・軸ともに，繊維に逆らって 1 cm 程度に切る．
❹ ⓑを沸騰させ，❸を入れて弱火で 5 分程度茹で，冷水にとり，水気を切る．
❺ 湯を沸かし，❷の酵素液を切った豚肉を入れ，弱火で茹で，冷水にとり，水気を切る．
❻ ごまだれと水を合わせ，とろみ調整食品で中間程度のとろみをつける．
❼ ❹と❺を盛り付け，❻でまとめる．

POINT

・酵素剤を使い，やわらかく仕上げる．
・酵素剤と食品を茹でる際，泡のようなあくが出るため弱火で加熱する．
・ごまだれは中間程度のとろみをつける．

4 五目豆煮

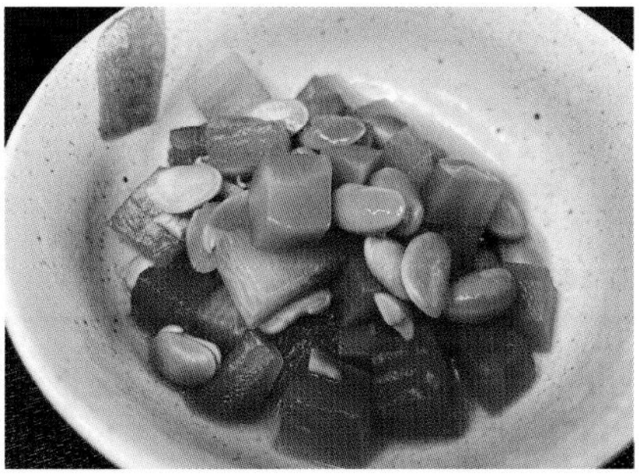

栄養価（1 人分）

エネルギー(kcal)	33
たんぱく質(g)	1.5
脂　質(g)	0.8
炭水化物(g)	5.5
塩　分(g)	0.4

食品物性（20 ℃）

かたさ(N/m^2)	27,095
付着性(J/m^3)	24
凝 集 性	0.157

材料（1 人分）

だいず水煮（皮なし）…………8 g
だいこん…………………… 30 g
にんじん……………………5 g
砂糖……………………… 2.5 g
しょうゆ……………………3 g
だし汁…………………… 50 g

作り方

❶ だいこんとにんじんは 1 cm 程度のサイコロ切りにする．
❷ 圧力鍋に❶と調味料を入れ，15 分間圧をかけてから，強制的に圧抜きする．
❸ ❷にだいずを入れて 5 分間圧をかけてから，自然圧抜きする．
❹ ❸にだし汁を合わせて，豆がやわらかくなるまで煮込む．
❺ 盛り付ける．

POINT

・だいずは皮なしを用いる．
・やわらかくするために圧力鍋を使う．

4 えびしんじょ

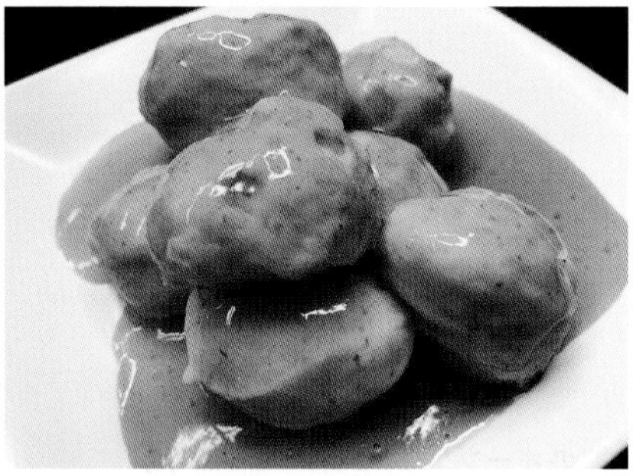

栄養価（1 人分）

エネルギー(kcal)	53
たんぱく質(g)	7.5
脂　質(g)	0.7
炭水化物(g)	3.5
塩　分(g)	0.5

食品物性（20 °C）

かたさ(N/m^2)	34,225
付着性(J/m^3)	113
凝 集 性	0.416

材料（1 人分）

むきえび…………………… 30 g
はんぺん……………………10 g
絹ごし豆腐…………………15 g
酒………………………… 2.5 g
かたくり粉……………… 1.5 g
和風あん（p.75）……………15 g

作り方

❶ えびは背ワタを取り背開きにし，塩とかたくり粉（分量外）でもみ，洗う．
❷ フードプロセッサーに和風あん以外の材料すべてを入れ，しっかりと撹拌する．
❸ 大きめの鍋に湯を沸かし，❷を一口大に丸めて茹でる．
❹ ❸を盛り付け，和風あんをかける．

POINT

・むきえびとつなぎのはんぺんを，フードプロセッサーで粘りが出るまでよく混ぜる．
・2 つのスプーンを水で濡らして一口大に丸める．または手を濡らして丸める．
・やわらかいので，お湯の中にはやさしく入れる．
・はんぺんの種類により，つなぎの量を加減する．

4 からすがれいの煮付け

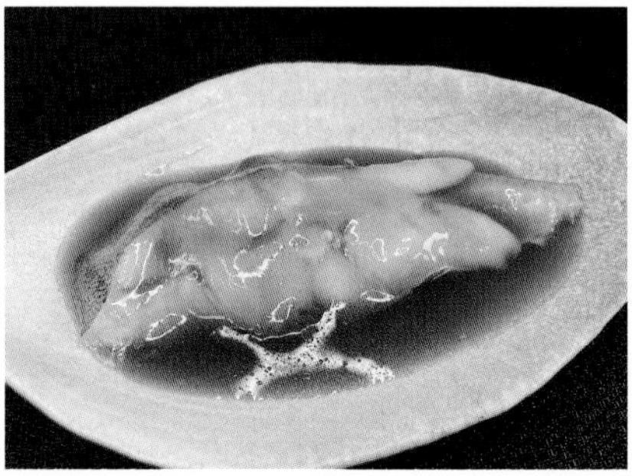

栄養価（1 人分）

エネルギー(kcal)	92
たんぱく質(g)	11.3
脂　質(g)	1.1
炭水化物(g)	7.3
塩　分(g)	1.1

食品物性（20 °C）

かたさ(N/m^2)	35,476
付着性(J/m^3)	18
凝 集 性	0.581

材料（1 人分）

からすがれい……………… 60 g
かたくり粉…………………6 g
しょうゆ……………………6 g
酒……………………………5 g
みりん………………………6 g
砂糖……………………… 1.5 g
かたくり粉…………………3 g
水……………………………5 g

作り方

❶ かれいにかたくり粉をまぶす．
❷ 鍋に水（100 g）と調味料を入れて沸かし，❶を入れる．
❸ ❷を 10 分ほど煮る．
❹ ❸の煮汁に，水溶きかたくり粉で中間程度のとろみをつける．
❺ 盛り付ける．

POINT

・冷凍，骨なしのからすがれいを選ぶとよりよい．
・魚にかたくり粉をまぶすことで，パサつきを減らす．

4 さけのみそマヨネーズ焼き

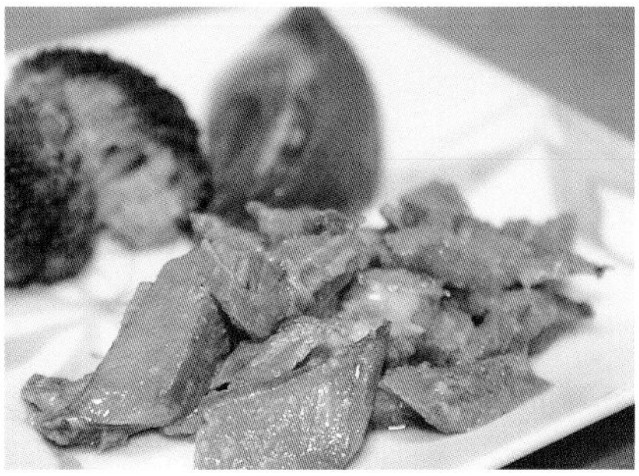

材料（1 人分）

生さけ（皮なしハラミ）········ 60 g
こしょう······················少々
みそ··························4 g
マヨネーズ····················6 g
トマト······················ 20 g
ブロッコリー················ 20 g

作り方

❶ みそとマヨネーズを合わせておく.
❷ さけにこしょうを振り，❶をぬる.
❸ ❷を 200 ℃のオーブンで 10 分焼き，ほぐす.
❹ ブロッコリーは小房に分け，やわらかく塩茹でし，トマトは湯むきし，一口大にほぐす.
❺ 盛り付ける.

栄養価（1 人分）

エネルギー(kcal)	143
たんぱく質(g)	14.7
脂　質(g)	8.8
炭水化物(g)	4.1
塩　分(g)	0.5

食品物性（45 ℃）

かたさ(N/m^2)	39,943
付着性(J/m^3)	49
凝集性	0.44

POINT

・さけはハラミの部位を使うと，やわらかくジューシーに仕上がる.
・みそマヨネーズが，パサパサしがちなさけのつなぎとなる.

4 うなぎの蒲焼き(皮なし)

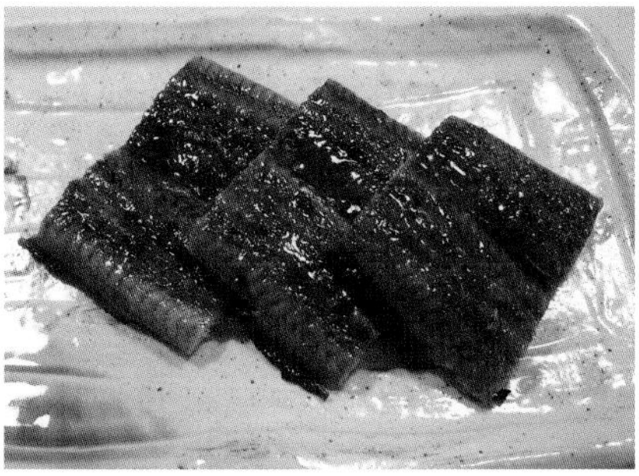

材料（1 人分）

うなぎの蒲焼き（市販）
························· 100 g

作り方

皮を取り，温めて器に盛る.

栄養価（1 人分）

エネルギー(kcal)	285
たんぱく質(g)	23.0
脂　質(g)	21.0
炭水化物(g)	3.1
塩　分(g)	1.3

食品物性（45 ℃）

かたさ(N/m^2)	30,709
付着性(J/m^3)	74
凝集性	0.49

POINT

・皮は必ず取る.
・再加熱時に少量の酒をふって蒸し焼きにすると，やわらかく仕上がる.

4 いわしつみれ

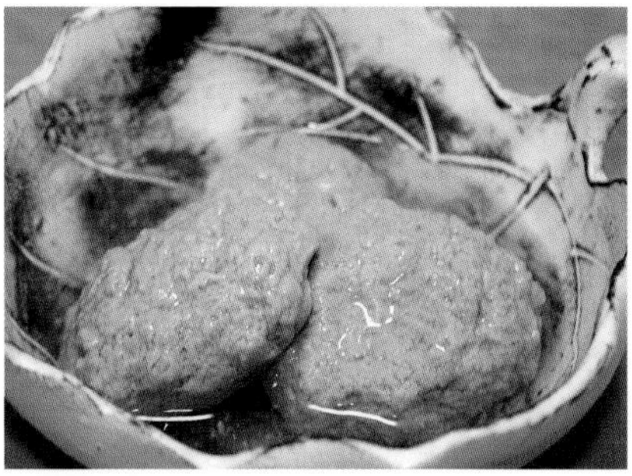

栄養価（1 人分）

エネルギー(kcal)	95
たんぱく質(g)	11.7
脂　　質(g)	3.1
炭水化物(g)	5.1
塩　　分(g)	1.5

食品物性（45 ℃）

かたさ(N/m^2)	14,817
付着性(J/m^3)	429
凝 集 性	0.35

材料（1 人分）

いわしすり身･････････50 g
長ねぎ････････････････2 g
おろししょうが･･････ 2.5 g
鶏卵･･････････････････6 g
かたくり粉････････････5 g
水･･･････････････････10 g
酒････････････････････2 g
赤みそ････････････････2 g
だし汁･･････････････100 g
塩････････････････････1 g
しょうゆ･･･････････ 0.5 g
とろみ調整食品（ネオハイトロミール® Ⅲ）･･･ 0.5 g

作り方

❶ 長ねぎは細かいみじん切りにする．
❷ ボウルにすり身，長ねぎ，しょうが，卵，かたくり粉，水，酒，赤みそを入れてよく混ぜる．
❸ ❷を，スプーンで形をつくりながら沸騰した湯の中に落とし，茹でる．
❹ 鍋にだし汁，塩，しょうゆを加えて温め，とろみ調整食品を入れてとろみをつけておく．
❺ ❸に❹のあんをかけて，盛り付ける．

POINT

・長ねぎは，できるだけ細かいみじん切りにする．
・タネがやわらかいので，しっかりと混ぜる．

4 はんぺんのふわふわ煮

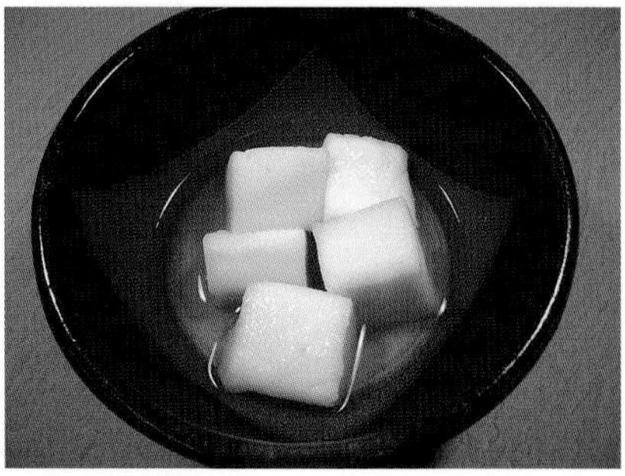

栄養価（1 人分）

エネルギー(kcal)	62
たんぱく質(g)	6.1
脂　　質(g)	0.6
炭水化物(g)	7.9
塩　　分(g)	1.4

食品物性（45 ℃）

かたさ(N/m^2)	22,544
付着性(J/m^3)	60
凝 集 性	0.76

材料（1 人分）

白はんぺん･･････････････････ 60 g
だし汁･･････････････････････150 g
うすくちしょうゆ･･････････････3 g
みりん････････････････････････2 g

作り方

❶ はんぺんは一口大に切る．
❷ 鍋にだし汁，調味料を合わせて煮立て，❶を加えて煮る．
❸ 盛り付ける．

POINT

ちくわやかまぼこなどの練り製品はかたく，口腔内でバラバラになるが，はんぺんは使いやすい．

4 ブロッコリーのみそマヨ和え

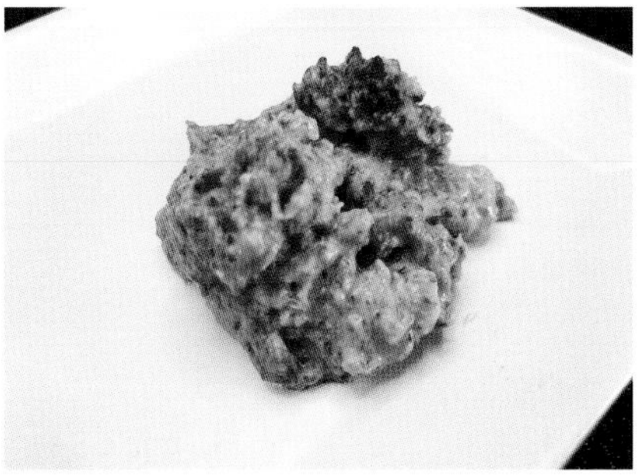

栄養価（1 人分）

エネルギー（kcal）	90
たんぱく質（g）	4.4
脂　質（g）	5.2
炭水化物（g）	9.1
塩　分（g）	0.8

食品物性（20 ℃）

かたさ（N/m²）	36,956
付着性（J/m³）	92
凝集性	0.336

材料（1 人分）

冷凍ブロッコリー･････････････ 80 g
マヨネーズ････････････････････6 g
みそ･･････････････････････････12 g
とろみ調整食品（ソフティア®S）
･････････････････････････ 0.2 g

作り方

❶ ブロッコリーは解凍する．
❷ ❶を圧力鍋に入れ，圧がかかってから 3 分加熱し，その後火を止めて強制圧抜きをする．
❸ ❷にとろみ調整食品をまぶし，水気を吸わせる．
❹ マヨネーズとみそを合わせておく．
❺ ❸と❹を和えて，盛り付ける．

POINT

・ブロッコリーは茎よりも花蕾がやわらかくなりやすく，物性が一致しにくい．
・ブロッコリーから水が出ることを防ぐために，とろみ調整食品で調整する．

4 だいこんの炊き合わせ

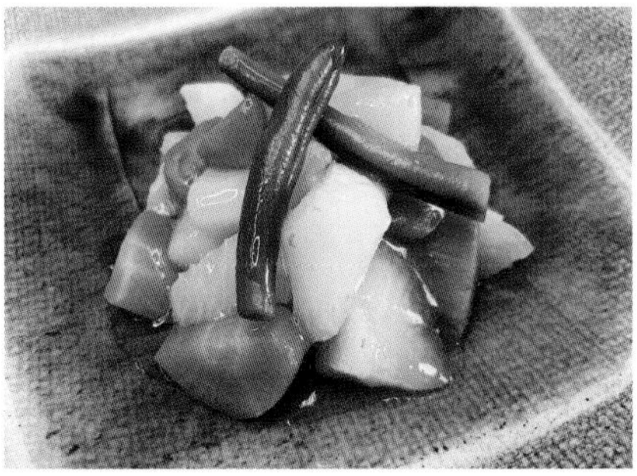

栄養価（1 人分）

エネルギー（kcal）	22
たんぱく質（g）	0.5
脂　質（g）	0.1
炭水化物（g）	5.5
塩　分（g）	0.3

食品物性（20 ℃）

かたさ（N/m²）	32,722
付着性（J/m³）	121
凝集性	0.140

材料（1 人分）

だいこん･････････････40 g
にんじん･････････････ 15 g
いんげん･･････････････5 g
酵素剤（スベラカーゼ®ミート）････････････適量
だし汁････････････････50 g
うすくちしょうゆ･･････2 g
みりん････････････････1 g
砂糖･･････････････････1 g
とろみ調整食品（ソフティア®S）･･････････････1 g

作り方

❶ だいこんとにんじんは一口大の乱切り，いんげんは筋を取り 3 cm に切る．
❷ 酵素剤は水 300 cc に 3 g（1 %）溶かしておく．
❸ ❷を沸騰させ，いんげんを入れて弱火で 5 分程度茹で，冷水にとり水気を切る．
❹ 圧力鍋に❶とだし汁，調味料を入れ，圧がかかってから 15 分加熱し，自然圧抜きする．
❺ ❹にとろみ調整食品と❸を入れ，中間程度のとろみをつけ，まとめる．
❻ 盛り付ける．

POINT

・酵素剤と食品を茹でる際，泡のようなあくが出るため弱火で加熱する．
・だいこんから水が出ることを防ぐために，煮汁はとろみ調整食品で中間程度のとろみに調整する．

4 にんじんのグラッセ

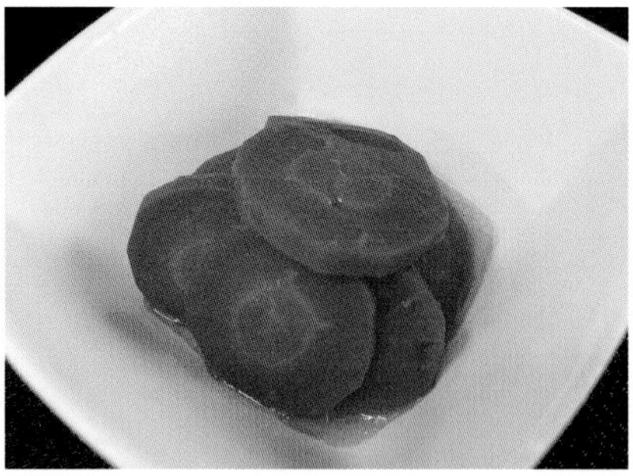

材料（1 人分）

- にんじん……………… 50 g
- 塩……………………… 0.3 g
- バター……………………5 g

作り方

❶ にんじんは皮をむき，厚さ 8 mm の輪切りにする．
❷ 圧力鍋に❶と調味料を入れ，圧がかかってから 20 分加熱し，自然圧抜きする．
❸ ❷を別の鍋に入れ替え，煮詰めて調味する．
❹ 盛り付ける．

栄養価（1 人分）

エネルギー(kcal)	51
たんぱく質(g)	0.4
脂　質(g)	4.1
炭水化物(g)	4.6
塩　分(g)	0.4

食品物性（20 °C）

かたさ(N/m^2)	26,178
付着性(J/m^3)	284
凝集性	0.141

POINT

にんじんは圧力鍋を使うと早くやわらかくなる．

4 かぼちゃのいとこ煮

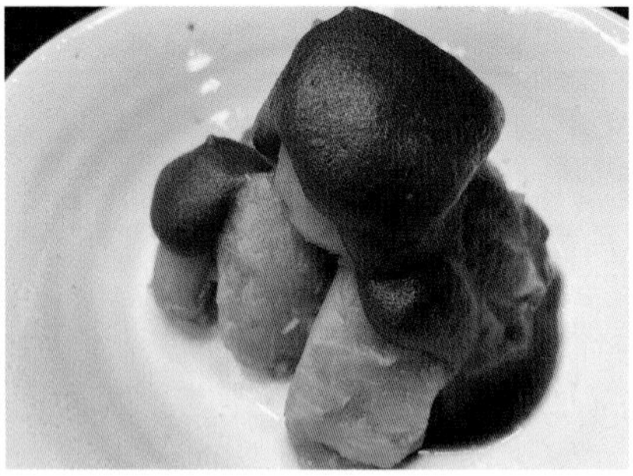

材料（1 人分）

- かぼちゃ……………… 50 g
- こしあん……………… 20 g
- うすくちしょうゆ…………3 g
- みりん………………………3 g
- だし汁………………… 100 g

作り方

❶ かぼちゃは皮をむき，一口大に切っておく．
❷ だし汁に調味料を入れて沸かし，❶を入れて弱火でゆっくり煮る．
❸ かぼちゃがやわらかく煮あがったら取り出し，残った煮汁にこしあんを加え混ぜる．
❹ 盛り付け，❸をかける．

栄養価（1 人分）

エネルギー(kcal)	98
たんぱく質(g)	2.1
脂　質(g)	0.2
炭水化物(g)	21.6
塩　分(g)	0.4

食品物性（20 °C）

かたさ(N/m^2)	25,554
付着性(J/m^3)	184
凝集性	0.132

POINT

・かぼちゃは皮をむく．
・あんこはつぶあんではなく，こしあんを使う．

4 れんこんつくね

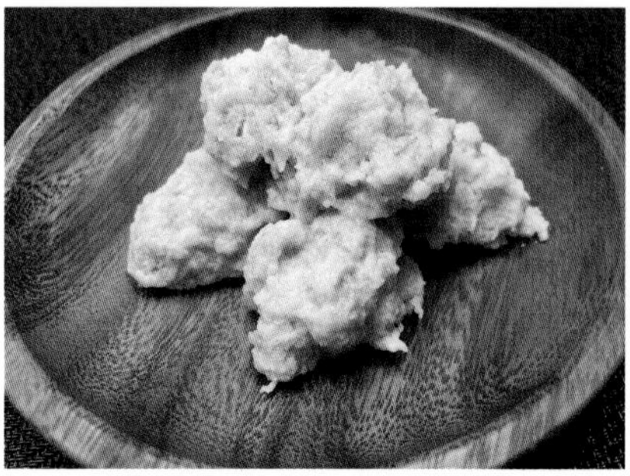

材料（1 人分）

- れんこん……………… 100 g
- 鶏卵……………………… 10 g
- だし汁…………………… 15 g
- 3 倍濃縮めんつゆ …………9 g
- かたくり粉…………………3 g

作り方

❶ れんこんは皮をむき，すりおろす．
❷ ❶と材料すべてを混ぜ合わせる．
❸ ❷を一口大に丸めて，蒸す．
❹ 盛り付ける．

栄養価（1 人分）

エネルギー(kcal)	99
たんぱく質(g)	3.5
脂　質(g)	1.1
炭水化物(g)	19.8
塩　分(g)	1.0

食品物性（20 °C）

かたさ(N/m^2)	34,155
付着性(J/m^3)	1,017
凝集性	0.385

POINT

れんこんはすりおろし，加熱するとなめらかに仕上がる．

4 じゃがいもの煮付け

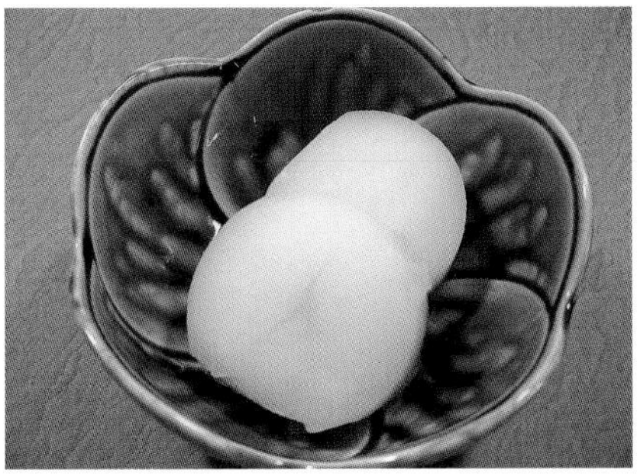

栄養価（1 人分）

エネルギー(kcal)	75
たんぱく質(g)	1.9
脂　　質(g)	0.1
炭水化物(g)	20.0
塩　　分(g)	0.8

食品物性（45 ℃）

かたさ(N/m^2)	39,782
付着性(J/m^3)	1,045
凝 集 性	0.2

材料（1 人分）

じゃがいも………………… 90 g
だし汁…………………… 100 g
うすくちしょうゆ…………5 g
砂糖………………………4 g
酒…………………………3 g

作り方

❶ じゃがいもは皮をむき，輪切りにする．
❷ 鍋にだし汁と❶，調味料を入れてやわらかく煮る．
❸ 盛り付ける．

POINT

咀嚼機能の程度によって食べやすい大きさに切るとよい．

4 かぼちゃの含め煮

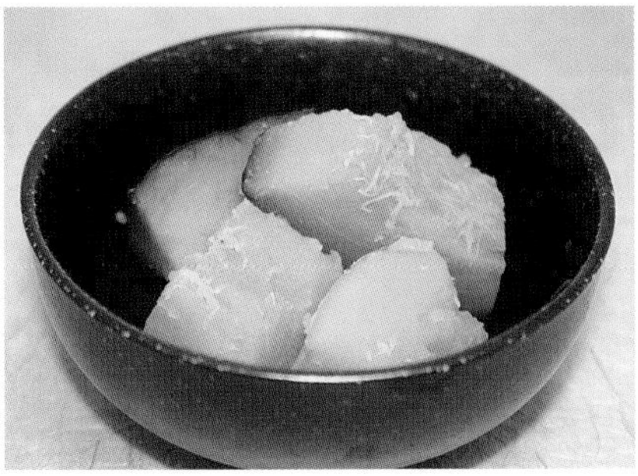

栄養価（1 人分）

エネルギー(kcal)	88
たんぱく質(g)	2.1
脂　　質(g)	0.3
炭水化物(g)	22.1
塩　　分(g)	0.6

食品物性（45 ℃）

かたさ(N/m^2)	13,369
付着性(J/m^3)	215
凝 集 性	0.23

材料（1 人分）

かぼちゃ………………… 100 g
だし汁…………………… 200 g
しょうゆ…………………3 g
塩………………………0.2 g
みりん……………………3 g

作り方

❶ かぼちゃは皮をむき，一口大に切る．
❷ 鍋にだし汁，調味料を沸かし，❶を入れてやわらかく煮る．
❸ 盛り付ける．

POINT

かぼちゃは季節により水分含量が異なるため，仕上がりの水分量が変わることがある．

4 根菜のごま煮

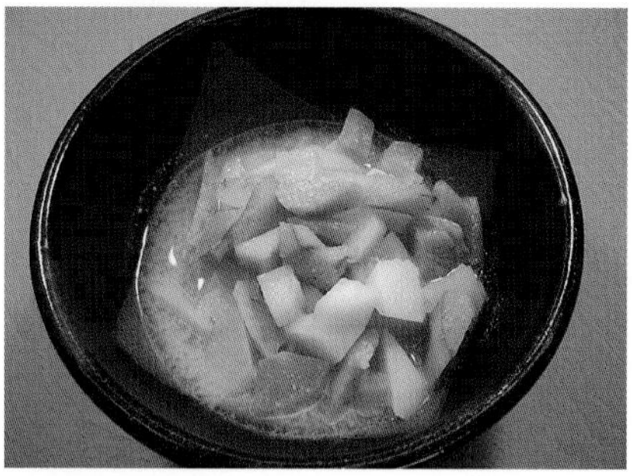

栄養価（1 人分）

エネルギー(kcal)	102
たんぱく質(g)	2.5
脂　質(g)	3.2
炭水化物(g)	16.0
塩　分(g)	0.5

食品物性（45 ℃）

かたさ(N/m^2)	20,136
付着性(J/m^3)	35
凝 集 性	0.49

材料（1 人分）

だいこん…………………45 g
にんじん………………… 15 g
ながいも…………………20 g
ごぼう…………………… 15 g
れんこん………………… 15 g
酢…………………………2 g
だし汁…………………150 g
砂糖………………………2 g
しょうゆ…………………3 g
酒…………………………5 g
みりん……………………5 g
ねりごま…………………5 g

作り方

❶ 根菜は一口大の乱切りにする.
❷ れんこん，ごぼうは酢水にさらし，その後下茹でする.
❸ だいこん，にんじん，❷をだし汁でやわらかくなるまで煮る.
❹ ながいもを加え，やわらかくなるまでさらに煮る.
❺ 調味料を加えて煮含める.
❻ 盛り付ける.

POINT

ごぼうとれんこんは，切った後に 40 分ほど下茹でし，さらに一度冷凍したものを使うと，よりやわらかく仕上がる.

4 マッシュポテト

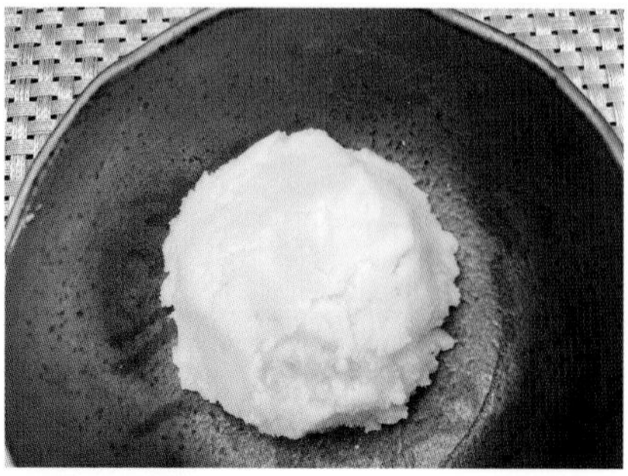

栄養価（1 人分）

エネルギー(kcal)	128
たんぱく質(g)	1.8
脂　質(g)	8.7
炭水化物(g)	15.1
塩　分(g)	0.3

食品物性（20 ℃）

かたさ(N/m^2)	5,462
付着性(J/m^3)	1,727
凝 集 性	0.736

材料（1 人分）

じゃがいも………………… 80 g
生クリーム…………………15 g
塩…………………………0.3 g
こしょう……………………少々

作り方

❶ じゃがいもは皮をむき，茹で，温かいうちにしっかり裏ごしする.
❷ ❶に塩，こしょう，生クリームを加え，なめらかになるように混ぜる.
❸ 盛り付ける.

POINT

・じゃがいもに油脂を加えることでなめらかに仕上がる.
・バターではなく，生クリームを加えることで，冷めてもかたくなりにくい.
・生クリームの量を増やせば，コード 3，コード 2 へと物性を変えることができる.

4 ながいものたらこ和え

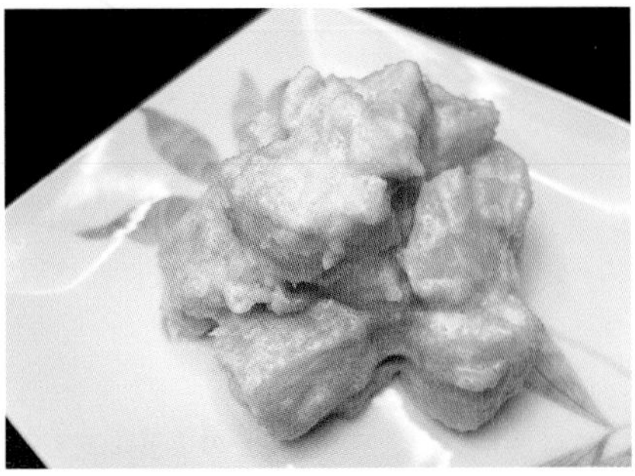

材料（1 人分）

ながいも……………… 50 g
たらこ…………………8 g
マヨネーズ……………5 g
しょうゆ………………1 g

作り方

❶ ながいもは一口大に切り，蒸す．
❷ たらこは皮をとり，マヨネーズとしょうゆを混ぜる．
❸ ❶と❷を和える．
❹ 盛り付ける．

栄養価（1 人分）

エネルギー（kcal）	77
たんぱく質（g）	3.2
脂　質（g）	4.3
炭水化物（g）	7.2
塩　分（g）	0.7

食品物性（20 °C）

かたさ（N/m^2）	18,406
付着性（J/m^3）	92
凝集性	0.248

POINT

・ながいもは蒸して，やわらかくする．
・マヨネーズでなめらかにまとまりやすくする．

4 湯むきトマト

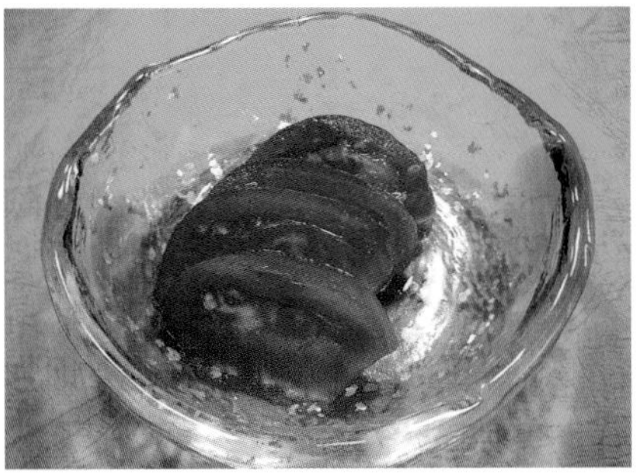

材料（1 人分）

トマト………………… 50 g

作り方

❶ トマトは湯むきし，適当な大きさに切る．
❷ 盛り付ける．

栄養価（1 人分）

エネルギー（kcal）	10
たんぱく質（g）	0.4
脂　質（g）	0.1
炭水化物（g）	2.4
塩　分（g）	0.0

食品物性（15 °C）

かたさ（N/m^2）	35,280
付着性（J/m^3）	375
凝集性	0.18

POINT

・トマトの皮は口腔内にひっかかりやすいので，湯むきしてもよいし，包丁でむいてもよい．
・大きな種は取り除く．

4 バナナ

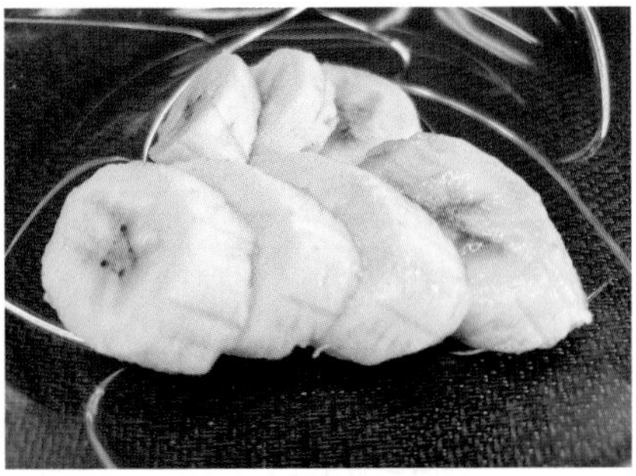

材料（1 人分）

バナナ（完熟）………… 80 g

作り方

❶ バナナは皮をむき，一口大に切る．
❷ 盛り付ける．

栄養価（1 人分）

エネルギー（kcal）	74
たんぱく質（g）	0.9
脂　質（g）	0.2
炭水化物（g）	18.0
塩　分（g）	0.0

食品物性（20 °C）

かたさ（N/m^2）	34,770
付着性（J/m^3）	557
凝集性	0.096

POINT

バナナは完熟したものを選ぶ．

4 フルーツヨーグルト

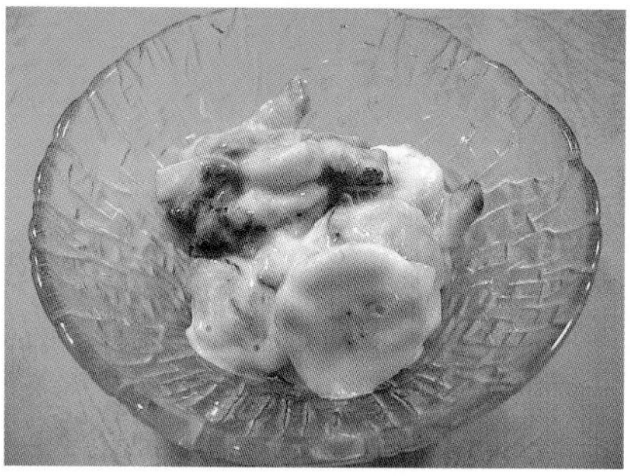

栄養価（1 人分）

エネルギー(kcal)	73
たんぱく質(g)	1.4
脂　　質(g)	0.2
炭水化物(g)	17.6
塩　　分(g)	0.0

食品物性（15 ℃）

かたさ(N/m^2)	23,047
付着性(J/m^3)	330
凝 集 性	0.27

材料（1 人分）

バナナ（完熟）……………… 50 g
いちご……………………… 30 g
ヨーグルト…………………15 g
砂糖………………………適量

作り方

❶ バナナは 5 mm の厚さ，いちごは 4 つ割りに切り，ヨーグルトで和える．
❷ 盛り付ける．

POINT

・切り口などから果汁の出にくい果物を使用する．
・好みで砂糖を加えてもよい．